U0388363

协和儿科值班医师手册

主　编　马明圣

副主编　周　煜　李蕴微

编　者　（按姓氏汉语拼音排序）

丁　娟　苟丽娟　姜静婧　李蕴微

马菁苒　马明圣　宋予晴　王长燕

于仲勋　张天楠　钟林庆　周　煜

人民卫生出版社

·北　京·

图书在版编目（CIP）数据

协和儿科值班医师手册 / 马明圣主编 . -- 北京 ：人民卫生出版社，2024. 11. -- ISBN 978-7-117-36820 -9

Ⅰ. R72

中国国家版本馆 CIP 数据核字第 2024D4T527 号

人卫智网	www.ipmph.com	医学教育、学术、考试、健康，购书智慧智能综合服务平台
人卫官网	www.pmph.com	人卫官方资讯发布平台

协和儿科值班医师手册
Xiehe Erke Zhiban Yishi Shouce

主　　编：马明圣
出版发行：人民卫生出版社（中继线 010-59780011）
地　　址：北京市朝阳区潘家园南里 19 号
邮　　编：100021
E - mail：pmph @ pmph.com
购书热线：010-59787592　010-59787584　010-65264830
印　　刷：北京汇林印务有限公司
经　　销：新华书店
开　　本：850 × 1168　1/32　印张：8　插页：2
字　　数：169 千字
版　　次：2024 年 11 月第 1 版
印　　次：2024 年 12 月第 1 次印刷
标准书号：ISBN 978-7-117-36820-9
定　　价：49.00 元
打击盗版举报电话：010-59787491　E-mail：WQ @ pmph.com
质量问题联系电话：010-59787234　E-mail：zhiliang @ pmph.com
数字融合服务电话：4001118166　E-mail：zengzhi @ pmph.com

前　言

年轻的儿科医师在刚进入临床一线工作时,值班遇到临床问题,由于经验不足,可能会感到无所适从、紧张失措。本书希望帮助儿科值班医师快速、从容地识别和应对值班常见问题,担当起儿科值班医师的职责。

本书从值班医师的视角出发,按照值班常见的临床情景进行编写,力求简洁,方便查找。主要内容包括值班常见临床情况与处理、异常辅助检查结果与处理及值班常用数据速查。本书阐述了儿科值班医生面对患儿的特定症状、主诉或异常辅助检查结果时,如何评估和进行下一步处理,以实用性为切入点,是初入临床的规培医生和实习医生的口袋工具用书,对于高年资非儿科专科医师进行儿童管理也有一定的帮助。

本书编写过程中结合了协和儿科团队的临床经验以及国内外最新指南内容,具有较强的科学性、实用性。相信本书将帮助儿科值班医师快速提高临床胜任力、丰富临床思维。

本书出版之际,恳切希望广大读者在阅读过程中不吝赐教,欢迎发送邮件至邮箱 renweifuer@pmph.com,或扫描下方二维码,关注"人卫儿科学",

对我们的工作予以批评指正,以期再版修订时进一步完善,更好地为大家服务。

马明圣

2024 年 10 月

目　录

第一章 常见临床情况与处理

第一节 发 热

【概述】

发热的定义为体温升高超出 1 天中正常体温波动的上限。以某个固定体温值定义发热过于绝对,但临床工作中通常以肛温≥38℃或腋温≥37.5℃为发热。急性发热指发热时间≤7 天。

【临床评估】

1. **立即查看一般情况** 有经验的医生进行体格检查时,如未发现包括呼吸、心率、血压、毛细血管充盈时间和经皮外周血氧饱和度在内的生命体征异常,表示患儿一般情况良好。

2. **快速询问病情**

(1)患儿发热后是自发退热还是需要用药退热;患儿在发热时的一般情况如何。

(2)发热是否伴随其他症状,如呼吸道症状、胃肠道症状、泌尿系统症状、皮疹等。

(3)是否有已知疾病接触史,周围是否有类似患者。

(4)是否存在已知的或可能的免疫缺陷。

(5)是否有败血症或细菌性脑膜炎的表现。

3. 体格检查要点

(1)一般情况(包括生命体征):非常重要,尤其是婴幼儿。

(2)皮肤:皮疹分布情况,是否压之可褪色。

(3)HEENT：头(head)、耳(ears)、眼(eyes)、鼻(nose)、喉(throat)查体。

(4)颈部:是否有颈抵抗、脑膜刺激征、斜颈。

(5)淋巴结:是否存在淋巴结肿大和肿大淋巴结的分布。

(6)心脏、肺部、腹部查体。

(7)四肢:检查是否有创伤、咬伤等,查看肌力、肌张力等。

(8)其他:外生殖器等,如睾丸压痛、外阴红肿等。

4. 辅助检查

(1)血常规。

(2)血培养,必要时行腰椎穿刺。

(3)尿常规、尿培养、便培养。

(4)其他部位病原体检查,如咽部、皮损部位等。

(5)炎症指标和生化检查,如血沉、C 反应蛋白、降钙素原、铁蛋白、肝肾功能、血脂、凝血功能。

(6)超声、影像学检查,包括心脏超声。

【鉴别诊断】

1. 感染,常见病原体因年龄而异。

2. 风湿免疫性疾病。

3. 肿瘤。

4. 伪热。

5. 体温调节障碍。

6. 其他,如药物热、高代谢等。

【值班处理】

1. 明确病因　发热处理的第一步是确定其原因。若考虑为感染性发热,根据儿童年龄,临床决策有所不同。

(1) 新生儿:视为"免疫低下",常不能定位感染,且临床反应有限。可行血培养、尿培养等寻找感染部位,注意除外脑膜炎。病原体确定前,经验性抗感染治疗,包括 B 族链球菌、李斯特菌、革兰氏阴性菌、疱疹病毒等。

(2) 1 月龄 ~2 岁的儿童:寻找感染部位,如果未发现感染部位,多数属于自限性病毒感染,应警惕严重感染早期或非感染性疾病。

(3) >2 岁的儿童:这个年龄组,对于严重疾病的临床反应已经足够成熟,可通过临床表现和查体确定绝大多数感染部位,结合辅助检查结果可判断属于细菌性感染还是病毒性感染。若考虑细菌性感染,可根据感染部位,经验性给予抗菌药物,同时积极完善病原学检查。

2. 补充液体　降低儿童体温的初始措施。

3. 退热药　①对乙酰氨基酚:剂量为每次10~15mg/kg(单次最大剂量为 800~1 000mg),每4~6 小时 1 次(24 小时内不超过 4 次)。②布洛芬:剂量为每次 10mg/kg(单次最大剂量为 600mg),每4~6 小时 1 次(24 小时内不超过 4 次),日最大剂量40mg/kg。部分复方制剂中包含退热药物,应警惕药物过量。

（苟丽娟）

参考文献

罗双红, 舒敏, 温杨, 等. 中国 0 至 5 岁儿童病因不明急性发热诊断和处理若干问题循证指南 (标准版). 中国循证儿科杂志, 2016, 11 (2): 81-96.

第二节　咳　嗽

【概述】

　　咳嗽是一种非常常见的症状,通常由上呼吸道感染引起。部分严重疾病也可出现咳嗽,如肺炎、哮喘或充血性心力衰竭。因此,对于咳嗽的患儿,需进行充分的评估。

【临床评估】

　　1. 明确咳嗽的特征

　　(1)咳嗽时长:急性还是慢性。

　　(2)咳嗽之前及咳嗽时的情况。

　　(3)加重因素:如冷空气、深吸气、运动锻炼、喂养方式、体位、季节等。

　　(4)是否为阵发性:阵发性咳嗽提示囊性纤维化、哮喘、百日咳或异物吸入等可能。

　　(5)咳嗽是否有痰,痰的颜色及气味。

　　(6)睡眠时咳嗽是否消失:睡眠时咳嗽消失提示为精神性咳嗽。

　　2. 伴随的症状

　　(1)胸部不适或胃灼热:提示胃食管反流。

(2)呼吸困难或呼吸浅快：提示肺炎、肺不张、肺水肿、气胸、肺栓塞。

(3)咽喉痛、耳痛或头痛：提示伴有上呼吸道感染。

3. 相关的既往病史

(1)出生史，包括早产或呼吸窘迫综合征。

(2)婴儿期呼吸道合胞病毒感染史。

(3)生长速度。

(4)以往咳嗽发作的情况及对支气管扩张剂、抗组胺药或抑酸剂的反应。

(5)反复发作的上呼吸道或下呼吸道感染。

4. 查体要点

(1)生命体征、血氧饱和度、呼吸频率和辅助呼吸肌的使用情况。

(2)耳部：是否有炎症或异物。

(3)鼻窦：是否有触痛或肿胀。

(4)颈部：气管移位提示气胸或胸腔积液。

(5)肺部：有无喘息、啰音、爆裂音、哮鸣音等。

(6)心脏：心率和心律，是否有第三心音、奔马律等。

(7)四肢：是否有杵状指(支气管扩张、囊性纤维化或低丙种球蛋白血症等)或发绀(充血性心力衰竭等)。

5. 实验室检查

(1)全血细胞分析：检查是否白细胞增多伴左移(感染性疾病)，或淋巴细胞增多(百日咳)或淋巴细胞减少症(免疫缺陷病等)。

(2)其他：包括汗液试验(氯离子)、纯化蛋白衍生物(purified protein derivative，PPD)皮试、免疫球蛋白水平、α_1-抗胰蛋白酶水平、支原体抗体、呼吸道病原体核酸、肺泡灌洗液检查等。

6. **影像学和其他辅助检查**　胸部 X 线检查、胸部 CT、钡餐造影、鼻窦 CT、肺功能检查、支气管镜检查等。

【值班处理】

1. **迅速识别**　首要任务是迅速识别、治疗呼吸窘迫和处理紧急情况。评估氧合和灌注情况,必要时开始适当的复苏。如果病史和体格检查不能确定,则进行胸部 X 线检查和脉搏血氧饱和度检查以筛查。

2. **2 个月以下的婴儿**

(1)应注意除外以下问题:细菌性肺炎、细支气管炎、肺水肿、百日咳、衣原体肺炎和其他非细菌性肺炎(解脲支原体肺炎和肺炎支原体肺炎)、误吸和先天性气道阻塞。

(2)上呼吸道感染和胃食管反流是最常见的非紧急原因。上呼吸道感染必要时可应用生理盐水滴鼻剂和吸痰治疗。胃食管反流时,如果存在相关的呼吸暂停,需咨询消化及呼吸专业组以确定是否需要立即进行上消化道系列检查。否则,可暂时观察。

3. **较大的婴儿和年幼儿童**

(1)应注意除外以下紧急情况,包括肺炎、反应性气道疾病(细支气管炎或哮喘)、肺水肿、异物吸入或喉部水肿(哮吼)相关疾病。

(2)常见原因包括哮喘、鼻窦炎、鼻后滴漏和胃食管反流。

1)如果病史具有哮喘提示性(夜间咳嗽、特应性家族史、其他特应性症状、运动引起的咳嗽),则需要进行支气管扩张剂的诊断/治疗试验。

　　2)如果病史和体格检查提示严重鼻窦炎(持续超过 7 天的持续恶化的鼻漏、眶周肿胀、口臭、鼻甲肿胀),可考虑采用长期抗生素疗程。

　　(3)当其他常见咳嗽原因为阴性时,应怀疑胃食管反流,可评估患儿对抗反流药物如质子泵抑制剂的经验性治疗的反应。

　　4. 大龄儿童和青少年

　　(1)需紧急除外的情况与年幼儿童大致相同,但需注意对于持续存在症状的患儿进行结核筛查。

　　(2)只有确定病因且咳嗽严重影响患儿日常生活时才考虑镇咳药,避免长期使用。

(于仲勋)

参考文献

[1] 王天有, 申昆玲, 沈颖, 等. 诸福棠实用儿科学. 9 版. 北京: 人民卫生出版社, 2022.

[2] CHARLES A P, LEONARD G G. On call pediatrics. New York: McGraw-Hill, 2005.

[3] JEFFREY C G, ELLEN F C. Clinical manual of emergency pediatrics. 6th ed. Cambridge: Cambridge university press, 2018.

第三节　喘　息

【概述】

　　喘息是气流通过气道狭窄部位形成涡流,引起气道壁振动而产生的声音,可伴有呼吸困难、呼吸短促、咳嗽,严重时会有发绀、胸廓凹陷。呼吸异常导致的声音如喉鸣、喉头痰鸣、打鼾等不是喘息。

喘息在儿童中常见,根据症状及病程的不同,可进行如下分类。

1. 急性喘息(数小时或数日)　常见病因包括哮喘急性发作,感染(2岁以内多为呼吸道合胞病毒、鼻病毒、副流感病毒,人偏肺病毒也可引起,2岁以上儿童中还需要考虑支原体等可能),异物吸入。

2. 慢性或复发性喘息　常见病因包括气道结构性异常如先天性气管软化、支气管软化、血管环、血管吊带等,纵隔肿块,异物吸入,心血管疾病,以及非结构性异常如哮喘、吸入综合征、支气管肺发育不良、声带功能障碍等。

【临床评估】

评估需监测生命体征、经皮血氧饱和度、血气、血常规、胸部影像学等,如有感染证据,可留取相关部位的病原学培养。后续的评估还可考虑肺功能、支气管镜等进一步检查。

年幼(<6岁)儿童哮喘的诊断线索:①多于每月1次的频繁发作性喘息;②活动诱发的咳嗽或喘息;③非病毒感染导致的间歇性夜间咳嗽;④喘息性症状持续至3岁以后;⑤抗哮喘治疗有效,但停药后又复发。

【值班处理】

1. 可考虑使用支气管扩张剂,怀疑过敏/变应原相关的喘息可考虑加用激素口服及雾化治疗,可酌情加用孟鲁司特钠,后续转诊至小儿呼吸专科就诊。

2. 相对明确的疾病的治疗

(1)急性喉炎的治疗：中重度喉炎需接受糖皮质激素治疗,可口服(地塞米松、泼尼松)或雾化吸入(布地奈德),必要时可延长雾化疗程。

(2)哮喘急性发作的治疗可参考本章第四节呼吸窘迫。

(3)毛细支气管炎的治疗：氧疗维持氧饱和度>92%；生理盐水或 3% 盐水雾化,但需严密监测,警惕支气管痉挛；如有脱水,可给予补液；不常规推荐糖皮质激素治疗；如有继发细菌感染,可予以抗生素治疗。

（于仲勋）

参考文献

王天有, 申昆玲, 沈颖, 等. 诸福棠实用儿科学. 9 版. 北京: 人民卫生出版社, 2022.

第四节　呼吸窘迫

【概述】

呼吸窘迫表现为呼吸困难、疲劳、活动和 / 或进食减少,以及与病因相关的症状。体征包括苍白或发绀、呼吸急促、鼻翼扇动、三凹征、点头样呼吸、呼气呻吟、心动过速或心动过缓等。

【临床评估】

1. 初始评估

(1)一般状态：肌张力、互动能力、是否可安抚、表情/神态、言语/哭闹程度。

(2)呼吸情况:呼吸音异常、体位异常、三凹征、鼻翼扇动、呼吸频率(表1-1)。

表1-1 儿童正常呼吸频率

年龄	<1岁	1~3岁	4~5岁	6~12岁	13~18岁
呼吸频率/(次·min^{-1})	30~60	24~40	22~34	18~30	12~16

(3)循环状态:苍白、发花、发绀、出血现象。

2. 体格检查 查体重点见表1-2。

表1-2 呼吸窘迫的查体与定位

体征	描述	定位
呼吸增快	超过正常值上限,往往是首发表现	无明确定位意义,可由气道梗阻所致,也可由焦虑引起
呼吸减慢	低于正常值下限	潮式呼吸可能提示中枢神经系统病变,也是存在胸外压迫时减轻气道阻力的机制,疲劳时也会出现呼吸减慢
声调改变	气道不同部位的阻塞会出现不同的声调	(1)声音低沉、含混:声门上病变 (2)声音虚弱、粗糙:声门部位病变 (3)声音正常、金属样咳:声门下病变
咳嗽	清除气道分泌物或刺激物的保护性反射	无明确定位意义
流涎	通常提示上气道梗阻	上呼吸道

续表

体征	描述	定位
鼻翼扇动	提示呼吸窘迫	无明确定位意义
三凹征	调动辅助呼吸肌辅助呼吸	上呼吸道或下呼吸道
咕噜声	呼气时气流对抗声门发出的声音,是一种增加功能残气量及防止肺泡塌陷的方式	下呼吸道
喘鸣	气流通过狭窄的呼吸道所产生的嘈杂的呼吸音	上呼吸道 (1)吸气相喘鸣音:声带上狭窄 (2)呼气相喘鸣音:气管狭窄 (3)双相喘鸣音:声门下狭窄
鼾声	喉部上方气道的部分性阻塞	上呼吸道
口周发绀	毛细血管床去氧血红蛋白浓度增加	提示严重呼吸窘迫
哮鸣音	下气道炎症时产生的高调的哨样声音,吸气及呼气均可产生	下呼吸道
爆裂音/啰音	吸气时从肺泡传出的短暂的不连续的爆裂音	下呼吸道
胸膜摩擦音	胸膜炎症时胸膜间阻力增大	无明确定位意义
呼吸时间延长	呼气时间或吸气时间延长	(1)吸气时间延长:声门上阻塞 (2)呼气时间延长:下呼吸道梗阻

续表

体征	描述	定位
三脚架体位	坐位时身体前倾,双臂放于双侧大腿上的一种体位。最大限度调动辅助呼吸肌,可能预示呼吸衰竭	无明确定位意义

【值班处理】

呼吸困难的评估及处理流程见图 1-1。

附:哮喘急性发作的处理

儿童哮喘急性发作期时的首选治疗方案为短效 β_2 受体激动剂(short-acting beta-2 agonist,SABA)、氧疗、糖皮质激素(口服或静脉给药);抗胆碱药和静脉用硫酸镁仅推荐用于对初始治疗无效的严重哮喘急性发作。

1. **氧疗** 推荐用鼻导管或面罩吸氧,以维持动脉血氧饱和度在 92% 以上。低氧血症或高碳酸血症加重、意识模糊或呼吸停止等病情继续恶化者,应及时给予辅助机械通气治疗,并严密监测病情。

2. **SABA** 急性哮喘发作的患儿可反复应用 SABA 吸入治疗(前 1 小时内可每 20 分钟吸入 1 次);此后可每 1~4 小时 1 次,具体剂量根据患儿年龄进行调整。最具性价比且疗效最好的吸入装置是带储雾罐的压力型定量雾化器(pMDI),可每次 4~8 喷。β_2 受体激动剂静脉应用不推荐作为严重哮喘的常规治疗。

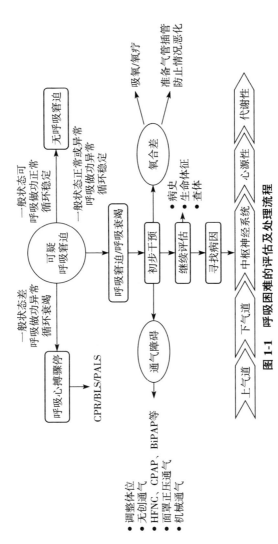

图 1-1 呼吸困难的评估及处理流程

CPR. 心肺复苏；BLS. 基础生命支持；PALS. 高级生命支持；HFNC. 经鼻高流量湿化氧疗；CPAP. 持续气道正压通气；BiPAP. 双水平正压通气。

3. 糖皮质激素(glucocorticoid,GC) GC 是儿童重症哮喘发作的一线治疗药物,早期使用可以减轻疾病的严重程度,建议在发病 1 小时内即开始用药。GC 口服用药与静脉用药疗效相当。药物选择及剂量:口服泼尼松或泼尼松龙 $1\sim2mg/(kg\cdot d)$,疗程 $3\sim5$ 天。对于存在以下状况的患儿可静脉用药:呼吸困难导致难以吞咽、呕吐、需要无创通气或插管等。静脉使用甲泼尼龙 $1\sim2mg/(kg\cdot d)$,疗程一般不超过 10 天。

4. 抗胆碱药 对 SABA 治疗反应不佳的哮喘中重度急性发作患儿,可考虑联合使用抗胆碱药吸入。药物剂量:根据体重,建议异丙托溴铵每次 $250\sim500\mu g$,或联合沙丁胺醇 $2.5\sim5mg$ 雾化吸入,每 20 分钟重复 1 次,连续使用 3 次。

5. 硫酸镁 对初始治疗无效且有持续低氧血症的严重哮喘急性发作患儿,以及在治疗 1 小时后第一秒用力呼气量(forced expiratory volume in first second,FEV_1)仍<60% 预计值的儿童患者,可考虑静脉用硫酸镁,缓慢静脉滴注(20~60 分钟),$25\sim75mg/(kg\cdot d)$(最大剂量 2g),分 $1\sim2$ 次,酌情使用 $1\sim3$ 天。不良反应包括低血压、抑郁、肌无力、一过性面色潮红、恶心等,通常在药物输注时发生。如过量可静脉注射 10% 葡萄糖酸钙拮抗。

（于仲勋）

参考文献

[1] 王天有, 申昆玲, 沈颖, 等. 诸福棠实用儿科学. 9 版. 北京: 人民卫生出版社, 2022.

[2] REDDEL H K, BACHARIER L B, BATEMAN E D, et al. Global Initiative for Asthma Strategy 2021: Executive

summary and rationale for key changes. Am J Respir Crit Care Med, 2022, 205 (1): 17-35.

第五节　发　绀

【概述】

发绀是指血液中还原血红蛋白增多,导致皮肤和黏膜呈青紫色改变的一种临床表现。

【临床评估】

1. 需关注的问题

(1)生命体征如何:是否存在呼吸困难是衡量发绀患儿疾病严重程度的重要指标。呼吸频率增快伴三凹征、鼻翼扇动、呻吟时提示有明显的呼吸困难。患儿如果有发绀,且仅仅表现为呼吸频率增加,而没有呼吸费力,则提示存在先天性心脏病的可能性较大。外周血氧饱和度监测有助于鉴别诊断,注意四肢氧饱和度的差异。此外,存在显著的心动过速或心动过缓时也需要密切关注是否有心脏疾病。

(2)气道是否通畅:哮鸣音或喘息提示气道阻塞。一侧呼吸音消失可能提示气胸或严重肺炎。其他异常体征还包括呼吸时间延长、啰音、支气管呼吸音等。

(3)是否有杂音:某些类型的青紫型先天性心脏病会出现杂音,如肺动脉狭窄或法洛四联症所致的右室流出道梗阻;而有时严重的缺氧发作因为没有足够的血流形成杂音而不会产生杂音。

(4)发绀是周围性、中心性还是差异性：只影响皮肤和嘴唇，但不影响口腔黏膜、舌头和结膜的发绀称为周围性发绀，此时动脉血氧饱和度正常。当发绀累及口腔和结膜时为中心性发绀，且提示动脉血氧饱和度异常。差异性发绀往往见于主动脉弓缩窄、主动脉弓中断、持续性肺动脉高压、主动脉骑跨伴动脉导管未闭。

(5)什么时候会出现发绀：与呼吸暂停、寒冷刺激或气道阻塞相关的发绀往往为间歇性的。与喂养相关的间歇性发绀见于后鼻孔闭锁、食管闭锁、严重的胃食管反流。心脏病、呼吸系统疾病或血红蛋白异常导致的发绀往往为持续性的。

(6)患儿年龄：新生儿期及婴儿期发绀需深入了解病史，尤其是围产史，并重点排查心脏病。而大龄儿童或青少年的发绀往往不是心源性的。

(7)相关的历史资料

1)是否有相似的家族史。

2)近期有无疾病或手术。

3)有无新物质或环境的接触及摄入。

2. 体格检查要点

(1)发绀的程度：持续性还是间歇性、周围性还是中心性、是否存在差异性发绀。

(2)呼吸及气道状况评估：有无呼吸暂停、有无气道杂音、有无异常呼吸音、呼吸是否费力、胸廓运动有无异常、是否能说话或哭闹。

(3)心脏：评估心率和血压；有无杂音、奔马律、摩擦音。

(4)脉搏：注意四肢脉搏有无差异，股动脉脉搏是否延迟、减弱。

(5)腹部：注意肝脾大小，有无静脉曲张，有无腹水。

(6)神经系统检查:注意瞳孔、肌张力、运动是否对称,评估有无惊厥发作。

3. 实验室检查

(1)血气分析:显著低氧血症提示病因可能来源于心肺。大致正常的 PaO_2 往往提示其他原因(例如,高铁血红蛋白血症、神经系统疾病、红细胞增多症)。如果怀疑是心脏原因,可做高氧试验。

(2)高氧试验:给予患儿 100% 的氧气,持续 10~15 分钟,然后化验血气,并与之前的数值进行比较。

1)对于心脏病患儿,氧浓度 100% 的情况下,PaO_2 变化不大。PaO_2 大多 <125mmHg。

2)轻中度肺部疾病将对 100% 的氧气有反应,PaO_2 可增加到 >150mmHg。

3)患有严重肺部疾病或持续肺动脉高压患儿,PaO_2 可能不会明显增加。

(3)其他化验还包括血常规、血生化、血培养(如果怀疑感染)、高铁血红蛋白等。

4. 影像检查

(1)胸部 X 线检查:检查心脏大小、肺血管、肺间质、纵隔肿块、气胸、异物摄入或骨骼畸形等。

(2)心电图及超声心动:异常提示存在心脏疾病。

(3)头颅影像学:CT 扫描、MRI 扫描等,评估有无神经系统疾病。

【鉴别诊断】

发绀的主要病因包括呼吸、循环和神经系统疾病及血红蛋白异常。发绀的鉴别诊断流程见图 1-2。

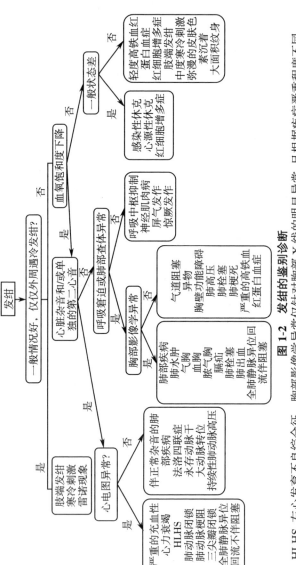

图 1-2　发绀的鉴别诊断

HLHS. 左心发育不良综合征。胸部影像学异常仅针对胸部 X 线的明显异常，且根据疾病严重程度不同，是与否中所对应的疾病会有变化。

【值班处理】

1. 初步管理

(1)评估并维持气道、呼吸和循环。必要时给予气管插管和机械通气。怀疑异物吸入时要积极探查气道。

(2)快速安排合适的检查,在最短的时间内获得最多的诊断信息,如超声心动图、高氧试验等。

2. 前列腺素　新生儿青紫型先天性心脏病往往需要依赖动脉导管开放来维持肺循环或体循环。对于重症婴儿,直到超声心动图确诊前,可使用前列腺素 E_1 输注[起始 0.01~0.05μg/(kg·min)]来维持动脉导管的开放。警惕前列腺素 E_1 输注引起的呼吸暂停。

3. 治疗发绀的根本病因　明确诊断后,立即启动紧急治疗或专家会诊。

4. 其他特殊情况

(1)高铁血红蛋白血症:1~2mg/kg 亚甲蓝输注(生理盐水配制,浓度 1%),输注时间不短于 5 分钟。

(2)严重发绀发作(痉挛小发作):对于已知或怀疑患有法洛四联症的婴儿,出现严重发绀发作时,可通过增加前负荷和体循环血管阻力来克服右室流出道梗阻,从而提高肺循环血流。方法包括扩容、胸膝体位、吸氧等。必要时注意纠酸和镇静。血管活性药方面,可静脉泵入一种或多种血管活性药物来增加全身血管阻力,从而增加肺部血流。

(于仲勋)

参考文献

[1] 王天有, 申昆玲, 沈颖, 等. 诸福棠实用儿科学. 9 版. 北

京: 人民卫生出版社, 2022.

[2] Paul L. Marino. Marino ICU 诊疗学. 孙运波, 译. 4 版. 北京: 中国科学技术出版社, 2017.

[3] CHARLES A P, LEONARD G G. On call pediatrics. New York: McGraw-Hill, 2005.

第六节 咯 血

【概述】

咯血是从下呼吸道咳出血液。咯血在儿童时期并不常见; 大多数疑似病例是从食管、鼻咽或口咽吞咽的血液被吐出的结果。真正咯血的原因通常是肺部感染或其他肺部疾病。但儿童咯血可危及生命, 保护气道通畅是关键。

【临床评估】

1. 关注的问题

(1) 是否为咯血 鼻腔、口腔或胃源的血液可被吸到喉部并咯出, 此时并非咯血。

(2) 失血量

1) 轻度失血: 失血量 <20ml/24h。

2) 中度失血: 失血量为 20~200ml/24h。

3) 大量失血: 失血量 >8ml/(kg·24h), 或 >200~600ml/24h。此时可危及生命, 需要送入加强监护病房 (intensive care unit, ICU) 并完成快速诊断评估。

(3) 是否伴随呼吸道症状: 慢性咳嗽提示感染、囊性纤维化 (cystic fibrosis, CF)、支气管扩张或异物;呼吸困难则提示肺动脉高压或特发性门静脉高压(idiopathic portal hypertension,IPH);哮鸣音常提示异物或IPH。

(4)是否伴随胸痛:如有,则需考虑下呼吸道感染、外伤或肺栓塞。

2. 体格检查　查体要点如下。

(1)生命体征:是否有发热、呼吸困难、低血压等异常。

(2)头(特别是口、鼻)颈部:是否有出血证据,是否有外伤痕迹。

(3)胸部查体:有无外伤迹象,有无胸膜摩擦音;听诊有无爆裂音、实变音。

(4)心脏:心尖部闻及舒张期低沉的隆隆声,提示二尖瓣狭窄;闻及奔马律伴有颈静脉怒张提示充血性心力衰竭。

(5)四肢:是否有发绀、杵状指、水肿或下肢疼痛。

(6)皮肤:是否有瘀斑、毛细血管扩张、血管瘤等。

3. 辅助检查

(1)实验室检查

1)血常规:是否存在贫血、严重程度如何,白细胞计数如何,嗜酸性粒细胞是否增多。可酌情完善血型、交叉配血,为后续可能的输血治疗做好准备。

2)凝血检查:包括凝血酶原时间(prothrombin time,PT)、活化部分凝血活酶时间(activated partial thromboplastin time,APTT)、血小板、出血时间。凝血功能异常导致的咯血在儿童中不常见,但需完善相关评估。

3)尿常规、尿素氮、肌酐:评估是否有肺出血-肾炎综合征。

4)动脉血气分析:评估是否合并呼吸衰竭。

5)痰培养等病原学检查:获取细菌、真菌、结核等病原学分析结果。

6)其他化验:IgE水平[变应性支气管肺曲霉病(allergic bronchopulmonary aspergillosis,ABPA)、过敏原、寄生虫感染等],抗基底膜抗体(Goodpasture综合征)、抗中性粒细胞胞质抗体(antineutrophil cytoplasmic antibody,ANCA)(ANCA相关血管炎等)。

(2)影像学检查

1)胸部X线片:支气管扩张症可见特征性的双轨征。如果有异物吸入,则应采集吸气相和呼气相摄片。

2)高分辨率CT:适用于胸部X线的后续检查,如怀疑血管病变则需考虑增强CT。

3)通气-灌注扫描、CT肺动脉造影(computed tomographic pulmonary angiography,CTPA):怀疑有肺栓塞时可考虑此检查。

4)支气管镜检查:当出血持续存在而其他检查无阳性发现时可考虑。获取灌洗标本,用于细菌学培养、细胞学和组织病理学检查。

5)血管造影:评估有无动静脉畸形。发现出血灶时,可以栓塞血管,还可用可吸收凝胶海绵、线圈或聚乙烯醇颗粒等进行止血。

【鉴别诊断】

1. **感染** 急性下呼吸道感染是最常见的咯血原因,包括气管支气管炎,肺炎(细菌、真菌、寄生虫、病毒等感染)或肺脓肿等。如果存在明显的支气管扩张,就需注意囊性纤维化、免疫缺陷、ABPA或纤毛不动综合征等相对少见的病因。

2. **异物**　即使没有典型的病史,也要考虑存在异物的可能。

3. **肺动静脉畸形**　表现为呼吸困难、心悸、胸痛。有时可合并神经系统症状或事件(头痛、神志异常、晕厥、脑血管事件)。

4. **肺泡出血**　特发性肺泡出血或与风湿免疫性疾病相关。

5. **外伤**　注意询问病史,查体是否有外伤痕迹。

6. **肺栓塞**　注意有无长期制动、有无下肢疼痛或肿胀。

7. **肿瘤**　罕见,但必须考虑(支气管腺瘤、类癌、纵隔畸胎瘤、转移瘤等)。

8. **血管源性疾病**　如肺血管阻塞性疾病导致支气管侧支循环增加。

9. **凝血异常**　药物、血小板减少、弥散性血管内凝血、肝病等导致的凝血功能障碍。

【值班处理】

1. **初步管理**

(1)严重咯血需紧急收入 ICU。

(2)保护气道:早期插管很关键,咯血患儿的死因往往是窒息而非出血。

(3)建立静脉通路:液体及药物复苏。

(4)纠正潜在的凝血功能异常。

(5)可考虑镇静药物,卧床,避免咳嗽。

2. 病因不明且持续出血时应尽早安排支气管镜,可局部止血;如果怀疑有异物,患儿有大量出血或有潜在的呼吸道损伤,硬性支气管镜是首选方式(可以清除异物、抽吸血液、注射止血剂,同时提供有效的通气并稳定气道)。

3. **多科会诊**　耳鼻喉、胸外科、呼吸科等,可能需要紧急手术。

4. **治疗潜在病因**　感染(抗生素)、肺栓塞(低分子量肝素)、弥漫性肺泡出血(糖皮质激素)、不需手术的局部固定部位出血(支气管动脉造影介入栓塞治疗)。

5. **手术治疗**　必要时手术治疗。

(于仲勋)

参考文献

［1］王天有, 申昆玲, 沈颖, 等. 诸福棠实用儿科学. 9 版. 北京: 人民卫生出版社, 2002.

［2］Paul L. Marino. Marino ICU 诊疗学. 孙运波, 译. 4 版. 北京: 中国科学技术出版社, 2017.

［3］CHARLES A P, LEONARD G G. On call pediatrics. New York: McGraw-Hill, 2005.

第七节　呕　吐

【概述】

呕吐是将消化道内容物从口腔呕出的反射动作。

【临床评估】

1. **快速询问病情**　起病诱因,每日次数、呕吐量,与进食的关系,持续时间,伴随症状(发热、恶心、腹泻、腹痛、头痛、视物改变、性格改变、易激惹、嗜睡等),用药史,旅行史,呕吐物性状(有无胆汁、消化或未消化的食物、血性、含粪便)。

2. 体格检查

(1)评估脱水状态,有条件的话可以比较起病前后的体重。

(2)评估生命体征、血流动力学状态。

(3)进行全面的内科和神经系统查体。

3. 可能致命的严重疾病提示(red flag)

(1)持续大量失水。

(2)不能耐受口服补液。

(3)重度脱水或意识改变。

(4)低血糖症。

(5)代谢性碱中毒。

(6)糖尿病酮症酸中毒。

(7)疑似外科疾病如消化道梗阻。

【鉴别诊断】

呕吐的鉴别诊断见图1-3。

【值班处理】

1. 止吐药物　不常规给止吐药物,但特殊情况下可能需要,如术后呕吐、化疗相关的呕吐、晕车、周期性呕吐、严重且持续的呕吐,为防止电解质紊乱可适当给药。急性胃肠炎的儿童,如不耐受口服补液,可单次口服昂丹司琼(按患儿体重给药,可考虑8~15kg∶2mg;16~30kg∶4mg;>30kg∶8mg),以避免病情加重。在初始评估前不要应用止吐药物,以防漏诊外科疾病。

2. 急性胃肠炎　不脱水或轻 - 中度脱水、能耐受口服补液者,给予补充口服电解质溶液,常规护理。

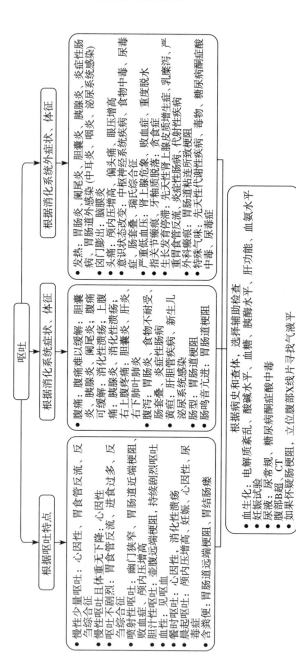

图 1-3 呕吐的鉴别诊断

3. 重度脱水和 / 或不能耐受口服补液 根据补液原则予以静脉补液。

4. 疑似外科疾病 禁食、鼻胃管胃肠减压、静脉补液,小儿外科医生会诊。

(马菁苒)

参考文献

JEFFREY C G, ELLEN F C. Clinical manual of emergency pediatrics. 6th ed. Cambridge: Cambridge University Press, 2018.

第八节 腹 痛

【概述】

腹痛是指由于各种原因引起的腹腔内外脏器病变而表现出的腹部疼痛。

【临床评估】

1. 快速询问病情

(1)创伤:有无严重外伤、跌倒、身体伤害,包括虐待。

(2)腹痛特点:腹痛性质、频率、持续时间、部位,有无进行性加重、何种情况下加重和 / 或缓解。

(3)伴随症状:发热、呕吐、腹泻等。

(4)既往病史:腹部手术、先天性巨结肠、镰状细胞病或囊性纤维化、肾病综合征、慢性腹水、糖尿病酮症酸中毒等。

2. 体格检查

(1)一般情况。

(2)生命体征。

(3)腹部查体：梗阻体征(如腹部膨隆和/或胆汁性呕吐)、肠鸣音、腹膜刺激征、局部压痛、腹部包块、直肠检查。

(4)全身查体：皮肤(黄疸、出血点、猩红热皮疹)、咽部(咽红、渗出物)、胸部(肺炎体征)、心脏(心音低钝、心包摩擦音、奔马律、心动过速)、腰部(压痛)、生殖器(阴囊触痛、肿胀)、妇科双合诊(有下腹痛且有性行为的女性)。

3. 可能致命的严重疾病提示

(1)出血、梗阻和/或穿孔，如创伤、肠套叠、肠扭转或阑尾炎时的腹痛。

(2)腹外病因，如溶血尿毒综合征、心肌炎。

【鉴别诊断】

腹痛的鉴别诊断见图 1-4。

【值班处理】

1. 支持治疗。

2. 怀疑外科疾病时，注意禁食禁水，儿外科会诊。

(马菁苒)

参考文献

EDWARD S. The essential clinical handbook for common paediatric cases. 2nd ed. London: BPP Learning Media Ltd, 2016.

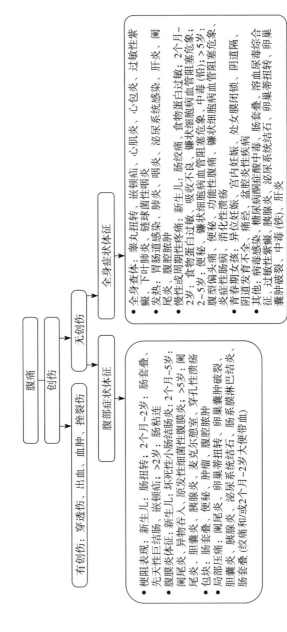

图 1-4 腹痛的鉴别诊断

第九节　腹　胀

【概述】

腹胀是指腹部胀满感,腹部膨隆。

【临床评估】

1. 快速询问病情

(1)腹胀特点:肥胖或粪便滞留导致的腹胀是逐渐出现的;消化道梗阻所致腹胀出现较快。

(2)伴随症状(疼痛):急性消化道梗阻和炎症性疾病伴随腹痛;缓慢出现的腹胀通常不伴疼痛。

(3)伴随症状(呕吐):尤其是胆汁性或含粪便的呕吐,常提示消化道梗阻。

(4)有无尿量减少:腹胀可出现于肾积水、膀胱梗阻、多囊肾、尿性腹水。消化道梗阻和腹水常导致血容量降低。

(5)既往史:脏器增大、肿瘤、腹水常见于慢性疾病儿童,有活动减少、生长发育停滞、发热。

(6)月经周期(青春期女孩):巨大卵巢囊肿和妊娠可导致腹胀。

2. 体格检查

(1)生命体征:婴儿为腹式呼吸,因此腹胀可能影响呼吸导致气促;严重腹胀可影响心输出量,导致低血压和心动过速;发热提示感染,如腹膜炎或肺炎,可因麻痹性肠梗阻导致腹胀。

(2)腹部查体:①视诊:肥胖引起的腹胀,其腹部是均匀、圆润的,肚脐凹陷。若肚脐外翻说明腹腔内压力增加。腹水导致的腹胀,在直立时下腹部最明显,平卧时侧面凸起;当腹水严重时,皮肤有光泽,有突出的静脉。腹部包块导致的腹胀可能是不对称的。腹直肌分离(剑突至脐部中线突出)是一种正常变异。②听诊:梗阻早期肠鸣音亢进,麻痹性肠梗阻和腹膜炎时肠鸣音减弱或消失。③叩诊:移动性浊音阳性提示腹水。④触诊:检查腹部僵硬度(腹膜炎),紧致度(腹水),包块位置、大小、质地、活动度,是否变形(粪块),是否有液波震颤。

(3)直肠检查:有无肛门闭锁、粪便嵌塞、压痛(腹膜炎)、功能性梗阻(先天性巨结肠)。

(4)疝检查:腹股沟疝、脐疝。

(5)肺部查体。

3. 可能致命的严重疾病提示

(1)呼吸或循环受累。

(2)腹胀进行性加重。

(3)怀疑外科疾病。

【鉴别诊断】

腹胀的鉴别诊断见图 1-5。

【值班处理】

1. 如果呼吸或循环受影响,应紧急呼吸循环支持。

2. **对症治疗** 腹水:评估腹腔穿刺指征,避免放液太快。①浆液性:限盐、限水、利尿,必要时行腹腔静脉分流术;②乳糜性:限制经口进食,先给予全肠外营养,之后低脂饮食并予以中链甘油三酯膳食,如果内科治疗无效,考虑手术。

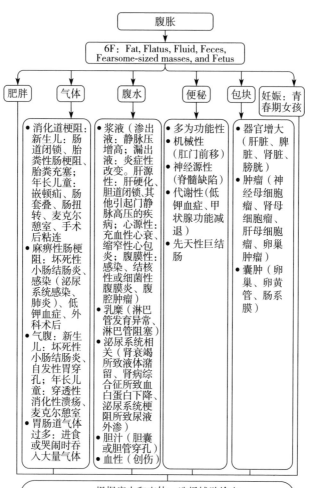

图 1-5　腹胀的鉴别诊断

3. **对因治疗**

4. **怀疑外科疾病**　禁饮食,静脉补液,儿外科会诊,术前必要时应用抗生素。

（马菁苒）

参考文献

CHARLES A P. Pediatrics on call. New York: The McGraw-Hill Companies Inc, 2006.

第十节　腹　泻

【概述】

腹泻是指大便质稀薄和/或排便次数增多。

【临床评估】

1. **快速询问病情**　起病诱因,持续时间,每日次数,腹泻量,大便性状(有无血性或黏液),伴随症状(呕吐、发热),尿量,精神状态,旅行史,患者接触史,以及慢性腹泻者的家族成员自身免疫性疾病病史,包括乳糜泻、炎症性肠病。

2. **体格检查**

(1)一般情况。

(2)生命体征。

(3)脱水程度(如皮肤弹性、毛细血管再充盈时间、前囟眼窝有无凹陷等)。

(4)腹部查体。

3. 可能致命的严重疾病提示

(1)重度脱水。

(2)电解质紊乱。

(3)重度贫血。

(4)可疑沙门菌感染的 3 月龄以下的发热婴儿。

(5)沙门菌败血症。

(6)肠出血性大肠埃希菌(O157 :H7)感染并发溶血尿毒综合征。

(7)感染中毒症状明显。

(8)怀疑外科疾病。

4. 腹泻的评估流程　见图 1-6、图 1-7。

【值班处理】

1. 判断脱水程度和液体疗法

(1)脱水程度

1)轻度脱水:体液丢失约占体重的 5% 以下,精神基本正常,皮肤弹性基本正常,黏膜稍干,尿量轻度减少,哭时泪亦略少,脉搏稍增快,血压正常,毛细血管充盈时间正常,肢端温暖。

2)中度脱水:体液丢失约占体重的 5%~10%,精神萎靡或烦躁不安,皮肤干燥、弹性差、毛细血管充盈时间为 2 秒左右。前囟、眼窝凹陷,哭时泪少,尿量明显减少,四肢稍凉,心率、脉搏增快。

3)重度脱水:体液丢失超过体重的 10%,嗜睡、昏迷甚至惊厥,皮肤明显干燥,弹性极差,毛细血管充盈时间>3 秒。前囟、眼窝深陷,哭时无泪,尿量极少甚至无尿,出现有效循环血量不足,表现为四肢冷、皮肤发花、心率快、心音低钝、脉搏细弱、血压下降。

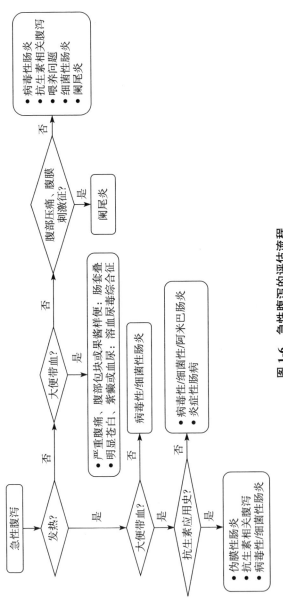

图 1-6 急性腹泻的评估流程

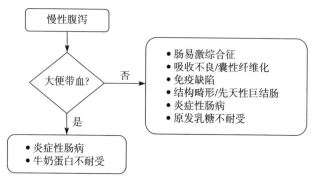

图 1-7 慢性腹泻的评估流程

(2)液体疗法

1)口服补液:轻中度脱水可用口服补液盐纠正,轻度脱水最初 4 小时内口服补液盐 50ml/kg;中度脱水在 6 小时左右口服 60~90ml/kg。

2)静脉补液方案:补充累积损失量 + 继续损失量 + 生理需要量三个部分。

A. 补液总量:轻度脱水为 90~120ml/kg;中度脱水为 120~150ml/kg;重度脱水为 150~180ml/kg。

B. 补液性质:低渗性脱水   2/3 张液

等渗性脱水   1/2 张液

高渗性脱水   1/3 张液

暂时难以确定脱水性质者,可先按等渗性脱水处理。

C. 补液速度:先快后慢。补液总量的 1/2 在最初 8~12 小时内输完,输液速度为 8~10ml/(kg·h)。有休克时先行扩容,用 2:1 等张含钠液或 1.4% 碳酸氢钠注射液,20ml/kg 于 30~60 分钟内静脉注入,必要时可重复 1 次。高渗性脱水补液可稍慢,纠正高钠以每日降低血清钠 10~15mmol/L 为宜。

D. 补钾治疗:在患儿有尿后开始补钾,补钾浓度不超过 0.3%。不严重的病例也可口服 10% 氯化钾溶液,每日 200~250mg/kg,分 6 次,每 4 小时 1 次。

E. 补钙、补镁治疗:补液过程中出现惊厥、手足抽搐时,10% 葡萄糖酸钙注射液 5~10ml 用等量 5% 葡萄糖注射液稀释后静脉滴注。心力衰竭患儿慎用洋地黄制剂。补钙无效时要考虑低镁血症。监测血镁,同时 25% 硫酸镁注射液每次 0.2~0.4ml/kg,深部肌内注射,每日 2~3 次,症状消失后停用。

2. 急性胃肠炎 必要时给予蒙脱石散、补液(口服补液盐、静脉补液)、抗生素(细菌性感染)。含鼠李糖乳杆菌和布拉氏酵母菌的益生菌可能缩短病程。家庭成员注意手卫生,必要时按要求上报医院感控部门、公共卫生部门(如细菌性痢疾)。

3. 牛奶蛋白过敏 更换配方粉,或母亲避免进食牛奶等。

4. 喂养方式 患儿不脱水或者脱水纠正后继续肠内喂养。

5. 溶血尿毒综合征 支持治疗,小儿肾脏专科治疗。

(马菁苒)

参考文献

JEFFREY C G, ELLEN F C. Clinical manual of emergency pediatrics. 6th ed. Cambridge: Cambridge University Press, 2018.

第十一节 胸 痛

【概述】

胸痛主要是指胸前区的疼痛和不适感,患儿常诉闷痛、紧缩感、烧灼感、针刺样痛、压榨感、撕裂样痛、刀割样痛等,以及一些难以描述的症状。胸痛一般指从颈部到胸廓下端的范围内,有时可放射至颌面部、牙齿和咽喉部、肩背部、双上肢或上腹部。

【临床评估】

1. 确认生命体征是否平稳(正常值详见附录),并完善心电图检查。

(1)呼吸过速:见于多种疾病,但要考虑哮喘、肺炎、自发性气胸、肺栓塞、心源性肺循环淤血及过度换气综合征。

(2)高血压:常见于主动脉夹层。

(3)低血压:见于严重心源性、肺源性和感染性胸痛,脉压变小或奇脉(吸气末与呼气末收缩压下降>10mmHg),见于大量心包积液伴心脏压塞。

2. **快速询问病情**

(1)现病史:诱因(运动、饮食、情绪、外伤等),发作部位,发作频率,持续时间,加重与缓解因素等。是否放射至颈部、上肢、背部或上腹部。是否有伴随症状,如多汗、头晕、胸闷、憋气、恶心、心悸等。

(2)既往史:心脏病病史,如瓣膜相关疾病、心肌病、心律失常、川崎病等。

(3)家族史:家庭成员中是否有心肌病和心律失常、不明原因猝死史。

(4)严重疾病提示(red flag):①劳力后晕厥史;②发热和心力衰竭(劳力性呼吸困难、端坐呼吸或婴儿喂养时呼吸过速);③先天性心脏病病史、起搏器植入史;④家族性心脏病病史(心肌病、长 QT 综合征等);⑤胸膜炎性胸痛伴呼吸困难;⑥高凝状态或既往高脂血症;⑦既往有风湿病、肾衰竭或感染(如结核分枝杆菌、人类免疫缺陷病毒感染)病史,容易发生心包炎。

3. 有重点的体格检查

(1)胸廓:①呼吸过速、三凹征阳性:呼吸窘迫患儿需要尽快评估气道和呼吸并给予吸氧。即将发生呼吸衰竭的患儿,应先进行气道管理,再进行全面评估。②呼吸不对称:见于气胸。③浅快呼吸但血氧饱和度正常:见于过度通气。④胸壁压痛:提示肌肉骨骼源性胸痛,一般见于肋软骨炎及胸部损伤。

(2)肺部:①啰音或管状呼吸音提示肺炎;②哮鸣音提示哮喘;③纵隔积气或食管破裂可能引起皮下气肿,触诊锁骨上区或颈部可有捻发感。

(3)心脏:①听诊心音异常(如心脏杂音、奔马律、心音低钝或心包摩擦音)或脉搏 / 血压异常,提示心源性疾病(如扩张型心肌病、心肌炎等);②听诊心包摩擦音提示少量心包积液。

(4)腹部:上腹压痛,多见于胃炎,少数情况下见于胰腺炎。

4. 辅助检查 根据病史及查体结果选择相应检查:血常规 +C 反应蛋白(C-reactive protein,CRP)、肝肾功能 + 心肌酶、心电图、胸部 X 线 / 胸部 CT、心脏彩超。

5. 胸痛的评估流程 见图 1-8。

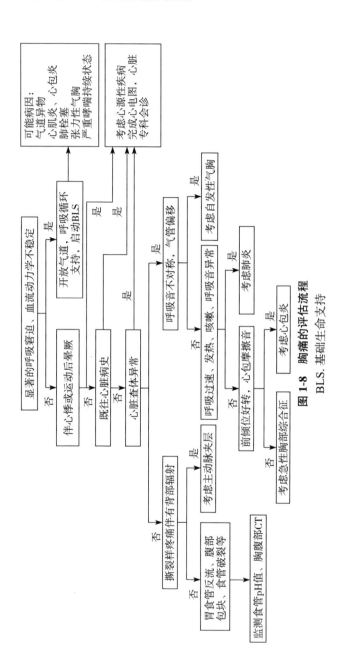

图 1-8　胸痛的评估流程

BLS. 基础生命支持

【值班处理】

胸痛的值班处理见表 1-3。

表 1-3 胸痛的值班处理

病因	处理
心律失常	见第二章第十五至十八节
心肌缺血	心内科会诊,抗凝、硝酸甘油等
心包炎	病因治疗,超声评估有无填塞,必要时心包穿刺
主动脉夹层	给予 β 受体拮抗剂,增强 CT,请血管外科急会诊,并同时完成术前准备(血型、感染四项、血常规、凝血功能、肝肾功能检查,申请红细胞,禁饮食),必要时镇痛
心肌炎	营养心肌、静脉注射免疫球蛋白(intravenous immunoglobulin,IVIG)、镇静、镇痛、抗心衰
哮喘持续状态	见本章第三节喘息
肺栓塞	抗凝、溶栓
肺炎、胸膜炎	抗感染、呼吸支持
气胸	张力性气胸,立即穿刺排气(详见附录4);肺内压缩超过正常的 30%,行外科闭式引流
胃溃疡	抑酸、保护胃黏膜
食管异物、破裂	影像学检查,完善术前准备,胃镜或外科处理
胃食管反流	体位;质子泵抑制剂、H_2 受体拮抗剂、抑酸剂、胃黏膜保护剂、促胃动力药
肋软骨炎	非甾体抗炎药
痛性非化脓性肋软骨肿胀	非甾体抗炎药

续表

病因	处理
肌肉痛性痉挛	非甾体抗炎药
焦虑、过度换气	安抚、镇静
带状疱疹	抗病毒、止痛

（姜静婧）

参考文献

COLLINS S A, GRIKSAITIS M J, LEGG J P. 15-minute consultation: A structured approach to the assessment of chest pain in a child. Arch Dis Child Educ Pract Ed, 2014, 99 (4): 122-126.

第十二节 腰 背 痛

【概述】

腰背痛是指发生在肋缘以下、臀横纹以上及两侧腋中线之间区域的疼痛。亦可见于内脏疾病导致的牵涉痛。腰背痛根据病程又可分为急性、亚急性、慢性等三类。

【临床评估】

1. **病史**

（1）诱因：外伤（腰椎过度伸展）、有创操作（腰椎穿刺术）、长期口服激素（压缩性骨折）。

（2）疼痛特征：诱因、开始时间、性质、部位，加重或缓解性因素,以及对活动的影响。

(3)伴随症状:是否伴晨僵,尿频、尿痛、尿不尽、血尿,嗳气、反酸、上腹胀痛等。是否为其他疾病的放射痛。

(4)既往史:如大动脉炎等病史。

2. **查体** 包括脊柱的视诊、触诊和活动范围检查;神经运动检查;腹部、髋部、四肢、腹股沟区和直肠(尤其是疑似马尾综合征时)的一般检查。

(1)视诊

1)姿势:有无脊柱后凸、脊柱侧凸。

2)皮损:有无凹痕、血管瘤和毛发(先天性脊柱裂等)、咖啡牛奶斑(神经纤维瘤病)。

3)步态:有无痉挛、共济失调等(神经系统疾病)。

4)运动:触摸其足趾、伸展脊柱,向右和左侧弯腰等动作是否受限(椎管占位或椎间盘突出的压迫症状)。

(2)触诊:触诊椎旁肌肉有无压痛、肌肉痉挛和放射痛(椎体滑脱和椎间盘突出,骶髂关节炎)。

(3)神经查体:检查深部腱反射、肌力和感觉不适的分布;直腿抬高试验可检测是否存在脊神经根卡压。

【鉴别诊断】

1. **神经系统异常** 各年龄段儿童腰背痛合并神经系统异常,如不对称性反射、无力、伸性跖反射、直肠张力低和大小便功能障碍时,诊断可能包括硬脊膜外脓肿、脊髓肿瘤、横贯性脊髓炎、神经根压迫。

2. **急性或反复创伤或放射至臀部以下的疼痛** 各年龄段儿童腰背痛合并急性或反复创伤(尤其是腰

椎过伸)或放射至臀部以下的疼痛时,诊断可能包括椎弓峡部裂或脊椎滑脱、椎间盘突出或椎体后缘离断症。

3. **夜间、恒定或剧烈疼痛**　各年龄段儿童存在夜间疼痛、恒定疼痛(即与活动无关)或剧烈疼痛(即影响活动)时,诊断可能包括炎性关节炎、骨样骨瘤、脊髓栓系综合征或脊髓空洞症、脊椎骨髓炎、脊柱恶性肿瘤或脊柱转移瘤。

4. **发热伴或不伴其他全身性表现**　发热可能提示脊柱或椎旁感染,如骨髓炎、骶髂关节感染、硬膜外脓肿或结核。

5. **其他脏器疾病**　主动脉夹层、胰腺炎、胆囊炎、肾结石、血管闭塞性疼痛等。

【值班处理】

1. **监测生命体征,根据病史及查体结果选择相应的初步检查**　脊柱正侧位 X 线片、脊柱磁共振成像、血常规 +CRP、肝肾功能 + 心肌酶、心电图、腹部超声、泌尿系统超声等。

2. **急性腰背疼痛的治疗**　主要为对症治疗及寻找病因,成人使用的骨骼肌松弛剂、全身糖皮质激素等在儿童中应谨慎选择。

(1)一般治疗:更改体位、激光理疗、热敷。

(2)非甾体抗炎药:除对乙酰氨基酚外的其他非甾体抗炎药(包括环氧合酶 2 类)能部分改善疼痛等级,儿童可选择的药物有布洛芬、双氯芬酸(口服及外用)等。

3. **原发病的治疗**

(姜静婧)

参考文献

GBD 2017 Dalys and Hale Collaborators. Global, regional, and national disability-adjusted life-year (DALYs) for 359 diseases and injuries and healthy life expectancy (HALE) for 195 countries and territories, 1990-2017: a systematic analysis for the Global Burden of Disease Study 2017. Lancet, 2018, 392 (10159): 1859-1922.

第十三节　过　敏

【概述】

严重过敏反应是指严重的、危及生命的全身或系统性的超敏反应,是由 IgE、IgG 或免疫复合物导致的反应。严重过敏反应是临床急症,0.65%~2% 的严重过敏反应是致命性的,因此所有儿科医生都应熟悉其诊治。

【临床评估】

立即查看生命体征是否平稳,全身性过敏反应的死因通常是上气道或下气道梗阻导致的窒息或循环衰竭。

1. **病史**　很重要。需注意询问患儿发病前 2 小时进食的所有食物,是否被昆虫蜇、刺;是否接触过乳胶或进行过运动;既往是否有严重过敏反应发作;是否存在哮喘病史及家族史等。

2. **症状和体征**　主要为皮肤、呼吸系统、消化系统、心血管系统及神经系统表现。注意有无喉头水肿、低血压等表现。

（1）皮肤黏膜：泛发性荨麻疹、瘙痒或潮红、唇 - 舌 - 悬雍垂肿胀、眶周水肿或结膜肿胀。

（2）呼吸系统：流涕、鼻充血、声音嘶哑、感觉喉咙紧闭或者窒息、喘鸣、呼吸急促、哮喘、咳嗽等。

（3）消化系统：恶心、呕吐、腹泻、痉挛性腹痛。

（4）心血管系统：心动过速、低血压、休克、晕厥等。

（5）神经系统：焦虑、抽搐、意识丧失等，可能会因为暂时性脑缺氧出现一些精神症状。

【诊断与分级】

1. 诊断标准　严重过敏反应的临床诊断标准见表 1-4。

表 1-4　严重过敏反应的诊断标准

满足以下 3 个标准中任何 1 项时，严重过敏反应即为高度可能
1. 急性起病（数分钟至数小时），有皮肤、黏膜或两者受累（如全身风团、瘙痒或潮红、唇 - 舌 - 外阴肿胀），并且有以下至少 1 个表现 　　a. 呼吸系统受累（如呼吸困难、支气管痉挛、哮鸣、低氧血症） 　　b. 心血管系统受累（如低血压、循环衰竭）
2. 暴露于可疑变应原后迅速（数分钟至数小时）出现以下至少两个表现 　　a. 皮肤或黏膜受累（如全身风团、瘙痒、潮红、肿胀） 　　b. 呼吸系统受累（如呼吸困难、支气管痉挛、哮鸣、低血氧） 　　c. 心血管系统受累（如低血压、循环衰竭） 　　d. 持续的胃肠道症状（如腹部绞痛、呕吐）
3. 暴露于已知的变应原后数分钟至数小时出现低血压

2. **严重过敏反应分级**　严重过敏反应分级见表 1-5。

表 1-5　严重过敏反应分级

分级	临床表现
Ⅰ级	只有皮肤黏膜症状和胃肠道症状,血流动力学稳定,呼吸系统功能稳定 皮肤黏膜症状:皮疹、瘙痒或潮红,唇、舌红肿和 / 或麻木等 胃肠道症状:腹痛、恶心、呕吐
Ⅱ级	出现明显呼吸系统症状或血压下降 呼吸系统症状:胸闷、气短、呼吸困难、喘鸣、支气管痉挛、呼吸流量峰值下降、血氧不足等 血压下降:收缩压低或比基础值下降 30%~40%
Ⅲ级	出现以下任一症状:神志不清、嗜睡、意识丧失、严重的支气管痉挛和 / 或喉头水肿、发绀、重度血压下降、大小便失禁等
Ⅳ级	发生心搏和 / 或呼吸骤停

【值班处理】

快速启动治疗是决定治疗效果的非常关键的因素 (图 1-9)。

1. **肾上腺素**　首选,早期使用可以改善预后。肾上腺素是严重过敏反应的首要也是最重要的治疗措施。儿童没有使用肾上腺素的绝对禁忌证,但梗阻性肥厚型心肌病等慎用。

(1)肌内注射:首选,1∶1 000(1mg/ml)的肾上腺素 0.01~0.03ml/kg(单次最大 0.5mg)。必要时每隔 5~10 分钟重复,若临床有需要,间隔时间可以更短。

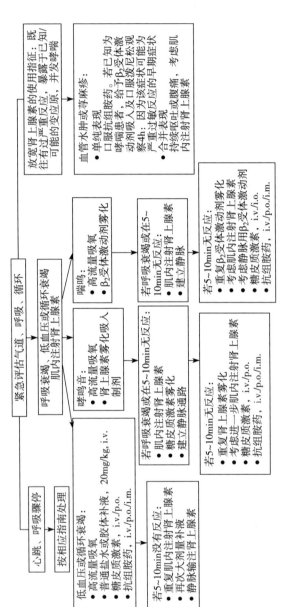

图 1-9 严重过敏反应的处理流程

i.v.. 静脉注射;p.o.. 口服;i.m.. 肌内注射。

(2)静脉给药:慎用。严重过敏反应的儿童如果肌内注射肾上腺素效果不佳,或有循环衰竭时酌情使用。Ⅲ级过敏反应:14岁以上的儿童给予0.1~0.2mg,≤14岁给予2~10μg/kg;Ⅳ级过敏反应:14岁以上给予0.5~1mg,≤14岁给予0.01~0.02mg/kg,静脉滴注速度建议为3~20μg/(kg·h),应有血压监测及持续的心电监护,以防发生高血压危象及心室颤动。

(3)经呼吸道给药:肾上腺素(吸入剂型)吸入或雾化对于口腔肿胀或水肿可能有效。

2. **液体支持** 心动过速及动脉血压降低时需要液体支持。可用晶体或胶体溶液20ml/kg,10~20分钟内输入,必要时重复。如果输液量超过40ml/kg,要考虑多巴胺或肾上腺素静脉滴注等升压药支持。此时可能需要通气支持。

3. **吸入型 β 受体激动剂** 雾化或干粉吸入β受体激动剂能辅助治疗由严重过敏反应引发的支气管痉挛。

4. **氧气** 高流量吸氧,最好是储氧面罩给氧。有呼吸系统症状或低血压的严重过敏反应者均应氧疗,保持血氧饱和度在95%以上。

5. **H_1 受体拮抗剂** 不能缓解上下呼吸道梗阻、低血压和休克,可以有效缓解瘙痒和荨麻疹。起效慢,30~40分钟起效,不能带来即刻获益。

6. **糖皮质激素** 起效需要数小时,不是严重过敏反应的一线治疗。氢化可的松5~10mg/kg或甲泼尼龙1~2mg/kg,静脉滴注,1日或2日后无须减量即可停用。

7. **宣教** 寻找变应原。变应原明确的患儿要避免诱因,遵循"避、替、忌、移"四字原则,即避免接触、他物替代、禁忌食入、移开变应原。向患儿及家属交代有可能复发，必要时及时就医。

（苟丽娟）

参考文献

[1] SAMPSON H A, MUÑOZ-FURLONG A, CAMPBELL R L, et al. Second symposium on the definition management of anaphylaxis: summary report-Second National Institute of and Infectious Disease/Food Allergy Anaphylaxis Network symposium. J Allergy Clin Immunol, 2006, 117 (2): 391-397.

[2] 李晓桐, 翟所迪, 王强, 等.《严重过敏反应急救指南》推荐意见. 药物不良反应杂志, 2019 (21): 85-91.

第十四节　昏　迷

【概述】

昏迷是意识完全丧失，对外界无反应，刺激不能使其觉醒的状态。觉醒和意识均受损。

【临床评估】

1. 评估

（1）询问病史：①有无已知疾病或损伤，如糖尿病、青紫型先天性心脏病、外伤等。②昏迷前的症状。突然发作、原因不明，提示有颅内出血、癫痫发作、心律失常、创伤或中毒的可能。遗传代谢病可表现为病情缓慢进展。精神状态逐渐恶化提示感染性疾病、代谢异常、颅内占位进行性增大。头痛、复视或恶心等前驱症状提示颅内压升高。③询问是否有获取毒物或药物的可能性。

（2）一般检查：评估生命体征和"A、B、C"。A代表气道开放（airway patency）、B代表呼吸（breathing）（通气和氧合）、C代表循环（circulation）。

1）体温：高热多提示感染，也可见于炎性疾病、环境性或热射病、癫痫持续状态、甲状腺功能亢进和抗胆碱药中毒。

婴儿感染易出现低体温，但更常由药物中毒、环境暴露或甲状腺功能减退引起。低体温本身也可使认知功能和觉醒减弱。

2）心率：心动过速可见于发热、疼痛、低血容量、心肌病、快速型心律失常，也可出现于癫痫持续状态。心动过缓可发生于低氧血症、缺氧缺血性心肌损伤，也可为颅内压（intracranial pressure，ICP）增高时库欣三联症（Cushing's triad，包括心动过缓、高血压、不规则呼吸）的表现。

3）呼吸：呼吸急促可见于疼痛、缺氧、代谢性酸中毒和脑桥损伤。缓慢、不规则或周期性呼吸可发生于代谢性碱中毒、糖尿病酮症酸中毒、镇静剂中毒和脑桥外的脑干部分损伤。

4）血压：低血压提示低血容量性、感染性或心源性休克、中毒或肾上腺皮质功能不全。意识受损可能是休克患者终末器官灌注较差的早期征象。高血压可能由疼痛、中毒、肾衰竭或颅内压升高引起。

5）皮肤：以下情况可有异常皮肤颜色，缺氧时皮肤呈蓝色，黄疸为黄色，贫血为苍白，一氧化碳中毒为樱桃红色。瘀斑和其他骨科损伤证据提示创伤。眶周瘀斑（熊猫眼）、乳突瘀斑（Battle征）、脑脊液(cerebrospinal fluid,CSF)鼻漏或耳漏,提示伴颅骨骨折的头部损伤。特殊皮疹可能提示不同的感染。

6)眼底检查:视盘水肿提示颅内压升高已持续数小时以上。视网膜出血最常见于婴儿摇晃综合征。

7)脑膜刺激征:提示脑膜炎或蛛网膜下腔出血。婴儿和幼儿可以无这些体征。

8)神经系统检查:宜简短,旨在明确病变是结构性的,还是全身代谢紊乱引起的(包括药物中毒和感染)。需评估意识水平、运动反应和脑干反应。

意识水平:格拉斯哥昏迷量表(Glasgow coma scale,GCS)(附录 2)及其针对年龄小于 5 岁幼儿的修订版[儿童昏迷量表(pediatric coma scale,PCS)],都是根据睁眼、运动和言语反应对昏迷的严重程度评级。

运动反应:评估肌张力、腱反射,观察自发和刺激引出的运动。常使用疼痛刺激(如压迫眉弓)来引出儿童无意识的运动反应。动作不对称提示大脑半球或脑干内的皮质脊髓束受累。有自发的或有目的的肢体运动提示昏迷程度较浅。去大脑姿势包括上下肢的伸展和内旋,提示脑干病变。去皮质姿势表现为肘部、手腕和手指内收、屈曲,同时下肢伸展、旋转,提示损害更接近脑干的吻侧,且程度可能较轻。

脑干反射:包括瞳孔对光反射、眼外肌运动和角膜反射。瞳孔大小不等提示脑干受损,或引起脑干内动眼神经或动眼神经核受压的幕上病变。瞳孔缩小但有反应见于代谢紊乱和某些中毒。双侧瞳孔固定且处于中间位置或扩大可见于严重的传入神经障碍,但最常见于脑干损害。拟交感神经药和抗胆碱药也可引起瞳孔扩大。眼外肌运动是由动眼神经、滑车神经和展神经(第Ⅲ、Ⅳ、Ⅵ对脑神经)控制。共轭式侧向眼球运动是由脑桥旁正中网状结构和内侧纵束协作完成的。自主性侧向眼球运动是由对侧额叶视区控制的。反射运动是由视觉、本体感觉和前庭的传入信号联合传至脑干和小脑引起的。持续性眼球同向偏视于一侧提示同侧大脑半球的损伤，或源于对侧大脑半球的持续性癫痫发作。伴有眼球震颤也提示癫痫发作。眼球反射异常提示脑干或脑神经病变；严重代谢性昏迷或药物中毒也可能损害此反射。双侧角膜反射消失见于脑桥广泛性结构病变，但也见于代谢紊乱、中毒、镇静和瘫痪。咽反射需要舌咽神经和迷走神经(第Ⅸ、Ⅹ脑神经)功能完好，刺激口咽后壁的任何一侧都可引起上腭抬高。当患儿有插管时，利用气管内导管操作或抽吸引起咳嗽常作为替代方法。但是，颈髓反射也可介导此反应。

2. **诊断性检查**　大多数病因不明的昏迷患儿都需要行实验室检查和神经影像检查明确诊断。

(1)实验室检查：凡是有意识改变的患儿都应快速进行如下实验室检查：血清电解质、葡萄糖，动脉血气分析，肝肾功能、血氨，全血细胞计数，尿液药物筛查，血培养。当怀疑代谢异常或初步检查后仍诊断不明，应做尿卟啉、酮体、血浆游离脂肪酸、肉碱、肌酸激酶、乳酸、丙酮酸、血清氨基酸和尿有机酸的检测。如怀疑感染可能，应进行血和尿等的病原体(细菌、病毒)检测。对于免疫功能受损者应考虑行真菌、分枝杆菌和寄生虫检查。

其他可能需要的检测包括甲状腺功能、皮质醇水平，如怀疑有凝血功能障碍性疾病应行凝血功能检查。

(2)神经影像学检查:评估不明原因昏迷的患儿时,CT 是最佳的初始神经影像学检查。CT 能快速检测出需要及时手术干预的病变,包括脑积水、脑疝和由感染、肿瘤、出血和水肿引起的占位病变。当提示有颅内压增高(视盘水肿、婴儿囟门隆起或心动过缓伴高血压)或小脑幕切迹疝时,应立即行 CT 检查。若需要行腰椎穿刺,昏迷患儿应先行 CT 检查排除占位病变,以免由于腰椎穿刺而诱发小脑幕切迹疝。

MRI 能提供更好的结构细节,而且对下述疾病的早期征象更敏感:脑炎、脑梗死、头部损伤引起的弥漫性轴索损伤、点状出血、大脑静脉血栓形成和脱髓鞘病变。当初步检查(CT、实验室检查)无法提供明确诊断时,MRI 会有所帮助。病史或初步 CT 或 MRI 可能提示需进行额外的神经影像学检查,如怀疑血管畸形、血管炎或静脉血栓形成时,可以采用 MR 血管成像、CT 血管成像或常规血管造影术。

(3)腰椎穿刺:当怀疑有中枢神经系统感染时,需要进行紧急脑脊液检查。有意识水平改变的患儿在腰椎穿刺前需要行神经影像学检查以排除颅内占位病变,以避免诱发小脑幕切迹疝;也应预先获得凝血功能检查结果。

(4)脑电图:病因未明的昏迷患儿应行脑电图检查。脑电图常常是识别非惊厥性癫痫持续状态的唯一方法,特别是对瘫痪患儿而言。

【值班处理】

在做出明确诊断之前,昏迷的早期治疗一般为支持性治疗。关键性处理包括保持气道通畅、维持循环灌注量、纠正代谢紊乱和防治颅内高压。

1. 首要处理 稳定生命体征。保持呼吸道通畅;吸氧;必要时气管插管或气管切开进行人工辅助通气;控制性过度换气疗法有改善氧供应、减轻酸中毒和脑水肿、降低颅内压等作用。维持有效血液循环和内环境稳定。

2. 对症处理 给予颅内高压者降颅内压药物如甘露醇、呋塞米等,必要时进行侧脑室穿刺引流等;抗感染治疗;纠正酸中毒和电解质紊乱;控制体温;应用安定等控制抽搐。

3. 辅助治疗 补充营养。注意口腔、呼吸道、尿路及皮肤护理。

4. 病因治疗 尽可能及早明确病因并进行针对性治疗,这是昏迷急救的根本原则。

(丁 娟)

参考文献

[1] 王天有, 申昆玲, 沈颖, 等. 诸福棠实用儿科学. 9 版. 北京: 人民卫生出版社, 2022.

[2] 王纪文, 李婧. 儿童昏迷的诊断与急救处理. 中国小儿急救医学, 2011, 18 (5): 391-393.

第十五节 头 痛

【概述】

头痛通常指位于眦耳线之上的疼痛,是儿童及青少年最常见的主诉之一。可分为原发性头痛(神经系统内在原因)和继发性头痛(头痛为基础疾病的症状)。儿童最常见的原发性头痛为偏头痛和紧张型头痛。继发性头痛是由基础疾病引起的,包括基础疾病导致原发性头痛加重;可能引起儿童继发性头痛的因素包括急性发热性疾病、创伤后头痛、药物、急性和重度体循环高血压、急性或慢性脑膜炎、脑肿瘤、特发性颅内压增高、脑积水及颅内出血等。

【临床评估】

1. 对儿童头痛的评估包括详尽的病史采集(表1-6)、体格检查(表1-7)和神经系统检查,并特别关注提示颅内感染或占位性病变的临床特征。如果初始评估怀疑为继发性头痛,则应进行其他诊断性检查。神经系统检查是提示是否需要进一步评估(包括神经影像学检查)的最敏感指标。

表 1-6　儿童头痛的病史采集要点

特点	可能的意义
头痛相关特点	
起病年龄	偏头痛通常在 10 岁内起病 慢性非进展性头痛通常青春期起病
病程	急性、急性反复发作、慢性进展性、非进展性还是混合性,可以帮助确定头痛的原因
发生的频率	偏头痛通常每月发作 2~4 次,几乎不会每日发作 慢性非进展性头痛可能每周发作 5~7 天 丛集性头痛通常数月之内每天发作 2~3 次

续表

特点	可能的意义
持续时间	偏头痛通常在小年龄儿童中持续 2~3 小时,青少年则可能持续 48~72 小时 紧张性头痛持续时间多变,可能持续一天 丛集性头痛通常持续 5~15 分钟,甚至 60 分钟
有无闪光或先兆症状	闪光或先兆症状提示偏头痛 如果有局灶症状和重复定位于一侧肢体的症状,需要考虑惊厥发作、血管事件或结构性问题
发作的时间	使儿童从睡眠中醒来或发生在起床时提示颅内压增高 / 占位性病变 压力型头痛通常发生在晚上
性质(跳痛 / 搏动性、钝痛、紧缩性疼痛等)	偏头痛为跳痛 / 搏动性疼痛 慢性非进展性头痛为紧缩性疼痛 定位准确的疼痛提示继发性病因(如视神经炎、牙脓肿、鼻窦炎)
诱因和加重因素	平卧位头痛或瓦尔萨尔瓦(Valsalva)动作加重提示颅内问题 偏头痛可由某种食物、气味、强光、噪声、睡眠不足、月经和剧烈活动诱发 紧张型头痛可能因压力、强光、噪声、剧烈活动而加重 丛集性头痛可能因平躺或休息加重
缓解因素	偏头痛通常可因止痛药、黑暗、安静、冷敷、睡眠缓解 慢性紧张性头痛可能因睡眠缓解(止痛药物无效)

特点	可能的意义
有无其他伴随症状	神经缺损症状(共济失调、精神改变、双眼水平复视)提示颅内压增高和/或占位性损害 发热提示感染,少见于颅内出血 颈抵抗提示脑膜炎、颅内出血 局灶疼痛提示局灶感染(如中耳炎、咽炎、鼻窦炎、牙脓肿) 自主神经症状(如恶心、呕吐、面色苍白、寒战、高热、头晕、晕厥)提示偏头痛或丛集性头痛 头晕、麻木和/或无力可能发生于特发性颅内压增高
两次头痛之间是否有症状	头痛发作间期持续存在的神经症状或恶心、呕吐提示颅内压升高和/或占位性病变 发作间期症状缓解是偏头痛的特点
其他信息	
既往病史	一些特殊的病史提示颅内病变的可能(如镰状细胞病、免疫缺陷、恶性肿瘤、凝血障碍性疾病、右向左分流的先天性心脏病、头外伤、神经纤维瘤病Ⅰ型、结节性硬化病史)
用药	某些药物可能导致头痛,包括口服避孕药、糖皮质激素、选择性5-羟色胺再摄取抑制药和5-羟色胺去甲肾上腺素再摄取抑制剂 药物相关特发性颅内压增高,包括生长激素、四环素、维生素A过量和糖皮质激素突然停药

续表

特点	可能的意义
近期体重和视野变化	可能与颅内病变有关(垂体瘤、颅咽管瘤、特发性颅内高压)
近期睡眠、活动及饮食改变	可能提示与情绪障碍性疾病有关
学校或家庭环境变化	可能引起社会心理压力
有无头痛或神经疾病的家族史	偏头痛、一些肿瘤性疾病和血管畸形有遗传性
精神疾病的病史和症状、社会心理压力	慢性非进展性头痛可能与压力和焦虑有关

表 1-7 头痛患儿体格检查的重点

检查特点	可能的意义
一般情况	精神状态改变提示脑膜炎、脑炎、颅内出血、颅内压增高、高血压脑病
生命体征	头痛可能由高血压引起或是颅内压增高的反应 高热提示感染(最常见的为上呼吸道感染),也可能是颅内出血或中枢神经系统肿瘤的表现
头围	头围增大提示颅内压缓慢增加
生长曲线	异常或突然变化的生长曲线提示颅内病变可能
头和颈部听诊	杂音可能提示动静脉畸形

续表

检查特点	可能的意义
头和颈部触诊	偏头痛和紧张型头痛可能有头皮压痛 头皮肿胀提示头部外伤 鼻窦区压痛提示鼻窦炎 颞下颌关节和或咬肌压痛提示颞下颌关节功能障碍 颈项强直提示脑膜炎 颈后疼痛提示解剖异常的可能(如小脑扁桃体下疝畸形) 甲状腺肿大提示甲状腺功能异常
视野	视野异常提示颅内压增高或/和占位性损害
眼底检查	视盘水肿提示颅内压增高 原发性头痛的眼底检查通常正常
耳镜检查	可以发现有无中耳炎;鼓室内积血提示创伤
口咽部检查	有无咽炎表现,有无牙脓肿或龋齿
神经检查	异常的神经系统表现通常提示颅内病变,如精神状态、眼球运动、视盘水肿、共济失调、腱反射异常等
皮肤检查	神经皮肤综合征表现(如神经纤维瘤病、结节性硬化等与颅内肿瘤相关)或外伤(如擦伤、青肿)
脊柱检查	隐性脊柱裂,可能与结构异常有关

　　原发性头痛(偏头痛和紧张型头痛)患儿的体格检查包括眼底检查结果通常是正常的。继发性头痛的体格检查结果也可能正常,但体格检查尤其是神经系统检查结果异常时,必须考虑继发性头痛,检查结果可能为基础疾病提供诊断线索。

　　2. 存在警示表现(表 1-8)是行进一步评估和/或神经影像学检查的指征。

表 1-8　头痛的警示表现

头痛特点

被头痛唤醒或总是发生在醒来时

短暂或阵发性头痛,霹雳样头痛

有神经系统体征和症状(如持续性恶心、呕吐,精神改变,共济失调等)

在平卧位或咳嗽、排尿、排便、活动时加重

没有先兆

慢性进展性头痛

性质、程度、频率等改变

枕部疼痛

反复发作的某一部位疼痛

对药物治疗无效

病程不足 6 个月

病史

存在颅内病变的危险因素(如镰状细胞病、免疫缺陷、恶性病或恶性病的病史、凝血异常、右向左分流的先天性心脏病、神经纤维瘤病Ⅰ型、结节性硬化、既往有脑积水或脑积水分流术后)

年龄<6 岁

性格改变,学习成绩下降

有颈部或后背相关症状

家族史

家族无偏头痛病史

体格检查

查体不配合

异常的神经系统体征如共济失调、意识水平下降、复视、异常眼球运动和其他局灶症状

视盘水肿或视网膜出血

生长异常如头围增加、身材矮小或生长减速、性早熟、肥胖

颈项强直

外伤的体征

颅内杂音

皮肤有神经皮肤综合征的皮损

3. **诊断性检查** 神经系统检查结果异常的儿童,小于 6 岁的儿童,有提示颅内病变的警示特征的儿童,或存在易发颅内病变的基础疾病(如免疫缺陷、镰状细胞病、神经纤维瘤病、肿瘤病史、凝血障碍和高血压)的儿童,发生剧烈头痛时,需要进行神经影像学检查。脑 MRI 通常是首选。如果无法行 MRI 或需要立即检查的(如疑似出血、占位性病变),则进行头部 CT。如果怀疑炎症性病因或血 - 脑屏障破坏(如脓肿、肿瘤),应进行钆增强 MRI 或对比增强 CT。

实验室检查主要用于鉴别继发性头痛。对于疑似存在颅内感染、蛛网膜下腔出血或特发性颅内压增高(假性脑瘤)的儿童,应行腰椎穿刺。神经影像学检查通常先于腰椎穿刺进行,因为存在后颅窝占位性病变的患儿禁忌腰椎穿刺。

根据需要可选择的其他检查包括全血细胞计数和分类计数、红细胞沉降率(疑似存在感染、血管炎或恶性肿瘤时);血清或尿液毒理学筛查(怀疑急性中毒时);甲状腺功能检查(怀疑存在甲状腺功能障碍时)。

【值班处理】

治疗取决于基础病因。偏头痛和紧张型头痛急性发作期治疗可选用对乙酰氨基酚等非甾体抗炎药。保持健康习惯并避免头痛的潜在诱发因素,包括维持充分水合、限制咖啡因摄入、避免饥饿且不漏餐、摄入包含绿叶蔬菜的均衡膳食、维持恰当一致的睡眠时间、定期锻炼并鼓励患儿参加能够减少应激的活动。继发性头痛的治疗主要为针对病因治疗,如治疗感染性疾病、降低颅内压、解除占位性病变。

(丁 娟)

参考文献

杨光, 邹丽萍. 儿童头痛的诊断与急救处理. 中国小儿急救医学, 2011, 18 (5): 385-387.

第十六节　惊　厥

【概述】

惊厥是癫痫发作的常见形式,以强直或阵挛等骨骼肌的运动性发作为主要表现,常伴意识障碍。几乎所有对大脑皮质的损伤都会导致癫痫发作,可以由皮质神经元功能暂时性中断引起,如代谢状态紊乱(高热、低钙血症、低钠血症等),轻微头部创伤引起的暂时性皮质功能紊乱,缺血,感染引起的化学 / 炎症性兴奋,出血;也可以是既往远期事件引起的慢性神经功能紊乱的表现,如围产期窒息或者宫内脑卒中;或进行性神经系统病变的表现,如肿瘤、神经变性、神经代谢疾病。

【临床评估】

1. **紧急重点评估**　应快速明确以下情况。

(1)癫痫病史。

(2)抗癫痫药物使用情况。

(3)发作前诱因:发热性疾病、可能的毒物暴露、创伤、抗癫痫药物的调整过程。

(4)惊厥发作后的用药情况。

(5)既往病史:如低血糖、低钠血症或低钙血症情况。

(6)药物过敏史。

2. 初始体格检查

(1)评估生命体征、气道、呼吸和循环。

(2)头部创伤表现(如肿胀、瘀斑或撕裂伤)。

(3)脓毒症或脑膜炎征象,如发热、灌注不良或皮疹(如瘀点、红皮病或蜂窝织炎)。

(4)癫痫发作特征(全面性还是局灶性)。

【值班处理】

应在保证呼吸道通畅、生命体征平稳的情况下,快速、规范地应用止惊药物。并在止惊的同时,积极查找病因,及时给予针对病因的相关治疗(图 1-10)。

1. 急诊处理

(1)一般处理:稳定患儿阶段,一般为 5 分钟内。①保持呼吸道通畅。患儿发作时意识丧失,呼吸道分泌物增多,部分患儿出现呕吐,应使患儿取侧卧位或头偏于一侧,避免舌后坠或呼吸道分泌物、呕吐物误吸引起窒息。注意避免强行撬开患儿牙关或剧烈摇晃、刺激患儿。②监测生命体征,监测心率、血压、体温等。③评估氧合。惊厥发作时常有口周发绀、痉挛引起的呼吸障碍导致低氧血症,应及时给予吸氧以减少缺氧引起神经系统损伤。根据氧合情况给予鼻导管或面罩吸氧,必要时给予气管插管辅助呼吸。④心电监护。⑤血糖检测。⑥建立静脉通路。检测血电解质、血常规等,如有病史应监测相关药物的血药浓度;如有毒物接触史,应监测毒物浓度。根据结果进行相应处理。

时间线	医护人员在急诊、住院期间及院前处理

**稳定阶段
（0~5分钟）**

1. 稳定患者情况（气道、呼吸、循环、神经系统检查）
2. 记录癫痫发作时间，监测生命体征
3. 评估患者氧合水平，经鼻导管、面罩吸氧，如果需要呼吸辅助则考虑插管
4. 开始心电监测
5. 测定血糖，如果血糖低于60mg/dl，则
   - 成人：硫胺素，静脉注射，100mg；然后50%葡萄糖，静脉注射，50ml
   - ≥2岁儿童：25%葡萄糖，静脉注射，2ml/kg
   - <2岁儿童：12.5%葡萄糖，静脉注射，4ml/kg
6. 建立静脉通道，查电解质、血液学、毒物筛查，抗癫痫药物浓度

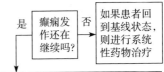

是　←　癫痫发作还在继续吗?　否　→　如果患者回到基线状态，则进行系统性药物治疗

**初步治疗阶段
（5~20分钟）**

初始选择：苯二氮䓬类（A级证据）
选择下述三种药物中的一种作为一线选择
- 肌内注射咪达唑仑[体重>40kg，10mg；13~40kg，5mg；单一剂量（A级证据）]
- 静脉注射劳拉西泮[0.1mg/（kg·剂），最大4mg/剂，可以重复该剂量一次（A级证据）]
- 静脉注射地西泮[0.15~0.2mg/（kg·剂），最大10mg/剂，可以重复该剂量一次（A级证据）]

如果上述三种选择均不可用，则选择下述中的一种
- 静脉注射苯巴比妥[15mg/（kg·剂），单一剂量（A级证据）]
- 地西泮直肠给药[0.2~0.5mg/（kg·剂），最大20mg/剂，单一剂量（B级证据）]
- 咪达唑仑鼻内给药（B级证据），咪达唑仑颊黏膜给药（B级证据）

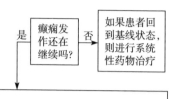

第二治疗阶段
（20~40分钟）

目前第二阶段的治疗选择尚无明确证据（U级证据）

选择下述三种药物中的一种，作为二线选择，单一剂量给药

- 静脉注射苯妥英[（20mg PE/kg，最大1 500mg PE/剂，单一剂量（U级证据）]
- 静脉注射丙戊酸[40mg/kg，最大3g/剂，单一剂量（B级证据）]
- 静脉注射左乙拉西坦[60mg/kg，最大4.5g/剂，单一剂量（U级证据）]

如果以上选项均不可用，则选择下述选项（如果尚未用过）

- 静脉注射苯巴比妥[15mg/kg，最大剂量（B级证据）]

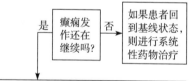

第三治疗阶段
（40~60分钟）

目前第三阶段的治疗选择尚无明确证据（U级证据）

选择包括：重复二线疗法；麻醉剂量的硫喷妥钠、咪达唑仑、苯巴比妥或丙泊酚（均需要监测脑电图）

图 1-10　惊厥性癫痫持续状态处理流程

PE. 苯妥英当量。

　　（2）止惊药物：大部分惊厥可短时间内自然停止,因此对于既往有热性惊厥病史的单纯性热性惊

厥或首次癫痫发作的患儿并不需要特殊的药物治疗。但若惊厥时间超过 5 分钟，或来院后仍有惊厥发作的患儿，需及时应用抗惊厥药物。止惊药物应选择起效快、用药方便、毒性小且不易影响呼吸和循环的药物，且应尽早应用。① 5~20 分钟的初始治疗阶段，推荐一线抗惊厥药物苯二氮䓬类，如咪达唑仑、劳拉西泮及地西泮。如无上述药物，可选苯妥英钠或苯巴比妥静脉注射替代。② 20~40 分钟的第二治疗阶段，推荐应用磷苯妥英、丙戊酸、左乙拉西坦或苯巴比妥。③ 40~60 分钟的第三治疗阶段，可选择重复二线药物，或选用咪达唑仑、苯巴比妥、丙泊酚的麻醉剂量。

苯二氮䓬类具体使用方法：首选咪达唑仑肌内注射、劳拉西泮静脉推注和地西泮静脉推注。咪达唑仑一般为 0.05~0.2mg/kg 肌内注射或静脉推注。体重 ≤40kg 者，最大剂量不超过 5mg；>40kg 者，最大剂量不超过 10mg。地西泮一般为 0.15~0.2mg/kg 静脉推注，最大剂量为 10mg，若无效 5 分钟后可重复 1 次。地西泮的不良反应有低血压、心律失常、呼吸抑制、肌肉迟缓，推注过程中密切观察是否有呼吸抑制、瞳孔缩小等。若无静脉通道，可选用地西泮灌肠，但地西泮经肛门导入用药(0.2~0.5mg/kg，最大剂量为 20mg)，药物吸收率不高，止惊效果并不确切。劳拉西泮剂量为 0.1mg/kg，最大剂量为 4mg，10 分钟后无效可追加。当无劳拉西泮时，可用氯硝西泮替代，0.03mg/kg 静脉推注，最大剂量<2mg，速度<0.1mg/min。

苯巴比妥为二线用药，但为新生儿首选用药。负荷量为 15mg/kg，12 小时后给维持量。苯妥英为二线用药，国内目前无该药。

丙戊酸首剂 20~40mg/kg 静脉推注，最大剂量

3g;之后可以 5mg/(kg·h)维持,停止惊厥 6 小时后每 2 小时减量 1mg/(kg·h)。不良反应有过敏性皮炎、血小板减少、消化道症状及肝损害。

左乙拉西坦剂量为 60mg/kg 静脉推注,最大剂量为 4.5g/ 次。

2. **对症治疗** 给予发热者降温处理。可应用甘露醇或呋塞米减轻脑水肿。同时注意保持酸碱、电解质平衡。

3. **病因治疗** 无热惊厥由非感染因素引起的可能性大,电解质紊乱、遗传代谢病、癫痫和中毒等较为常见。注意有无毒物接触史、抗癫痫药物服用史、严重呕吐及腹泻史等。必要时行血生化、脑电图、血液药物浓度及毒物检测等。对新生儿,注意血糖及钙、镁浓度测定。

(丁 娟)

参考文献

TRACY G, SHLOMO S, DAVID G, et al. Evidence-based guideline: treatment of convulsive status epilepticus in children and adults: report of the guideline committee of the American Epilepsy Society. Epilepsy Currents, 2016, 16 (1): 48-61.

第十七节 血 尿

【概述】

离心的新鲜尿液红细胞计数(RBC)≥3 个 /HPF

为镜下血尿。肉眼血尿指肉眼可见尿呈红色,镜检后一般 RBC ≥ 40 个 /HPF。

根据病因可分为创伤性和非创伤性两种。非创伤性血尿可分为上、下泌尿生殖道血尿。上泌尿生殖道出血通常是肾小球引起的,但也可由非肾小球原因引起。

【临床评估】

1. **询问病史**　是否有尿痛、尿频、尿急,尿量、排尿次数异常,是否有发热、腹痛、出血,用药史、创伤史、手术史、女性月经史、肾脏疾病家族史。

2. **快速查体**

(1)血压:急性肾小球肾炎患儿可有高血压。

(2)腹部:检查是否存在肿块(肿瘤、梗阻、囊性疾病),疼痛和压痛(感染、梗死、梗阻、结石)。

(3)会阴:检查尿道口(分泌物、血液),阴道(分泌物、血液),直肠(血液、痔疮)。

(4)皮肤、关节:观察有无提示血管炎或全身性疾病的皮疹、瘀点、紫癜、瘀斑和肿胀。

3. **辅助检查**

(1)尿常规:急性肾小球肾炎可有蛋白尿及红细胞管型,泌尿系统感染时白细胞显著增多,可有菌尿。为肌红蛋白尿和血红蛋白尿时,尿常规红细胞不增多。

(2)血常规:泌尿系统感染、肾盂肾炎时可有白细胞增多。血红蛋白降低时需鉴别出血、溶血尿毒综合征。

(3)血涂片:是否有镰状红细胞。

(4)血生化:肌酐升高、尿素氮升高、低白蛋白均可提示肾脏病变。

(5)血、尿、便培养有助于鉴别诊断。

(6)腹部 B 超:快速、无创检查,可以发现泌尿系统囊肿、梗阻、结石,肾实质疾病,以及皮质 - 髓质交界消失等。

(7)CT 检查:是剧烈疼痛性血尿患儿的首选,特别是创伤后血尿。在使用造影剂前,必须评估肾功能。

(8)肾、输尿管及膀胱平片:80% 的结石具有放射性密度,也能显示胃肠道异常。

4. **评估流程** 血尿的评估流程见图 1-11。

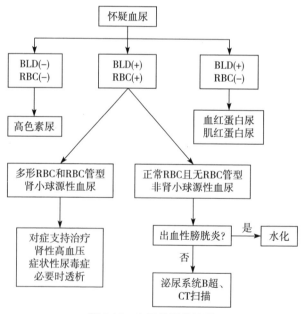

图 1-11 血尿的评估流程

BLD. 尿潜血;RBC. 红细胞。

【值班处理】

1. **治疗取决于病因**

2. **泌尿系统感染** 如果患儿有症状,尿常规白细胞>10 个/HPF(提示感染可能性大),或者有脓毒症或肾盂肾炎的证据[C 反应蛋白、红细胞沉降率升高,高白细胞计数伴核左移],应留取尿培养后立即开始治疗。

3. **泌尿系统结石** 泌尿系统结石直径 ≤5mm 通常可水化和止痛处理,等待自行排出。如果结石较大或伴有梗阻或感染,应请泌尿外科会诊。

4. **泌尿系统梗阻、畸形、肿瘤** 泌尿外科会诊。

5. **出血性膀胱炎** 可用生理盐水冲洗。预防性水化及使用美司钠可起到预防作用。

6. **凝血功能障碍** 严格制动、防磕碰,纠正凝血异常或输注血浆。

7. **肾性高血压** 限液、限钠。

(1)无症状患儿:口服硝苯地平(0.25mg/kg,最大剂量为 10mg)。如果患儿血压下降缓慢,可追加氨氯地平(0.1mg/kg),或口服拉贝洛尔(2mg/kg,无哮喘史的患儿可用)。

(2)对于有急性症状(头痛、癫痫发作、精神状态改变、胸痛、视力模糊)的患儿,静脉泵入尼卡地平或拉贝洛尔(哮喘和肺水肿时禁用)。

最初抗高血压治疗的目标是使平均压[平均压 = 舒张压 +1/3(收缩压 − 舒张压)]降低 20%。

8. **溶血尿毒综合征** 对症及支持治疗为主,纠正电解质紊乱,降压,止惊。血红蛋白<60g/L 时,需输注红细胞至 90g/L 的保守目标。血小板输注只适用于有严重出血或需要外科手术的患儿。收入重症

监护室(intensive care unit,ICU)和透析的指征包括危及生命的严重高钾血症、酸中毒、液体超载引起的心肺损害、症状性尿毒症及少尿>24 小时。

9. **过敏性紫癜** 处理肾性高血压;抬高和冷敷治疗阴囊疼痛和水肿;评估肠套叠。如果患儿有严重的腹痛而没有肠套叠或因严重的关节受累而限制了行走,可使用甲泼尼龙 1mg/(kg·d),最大剂量为60mg/d。

(张天楠)

参考文献

[1] BIGNALL 2ND O N R, BRADLEY P D. Management of hematuria in children. Curr Treat Options Pediatr, 2018, 4 (3): 333.

[2] RAMYA V, ARPANA A I. Approach to Diagnosis and management of hematuria. Indian J Pediatr, 2020, 87 (8): 618-624.

第十八节 便 秘

【概述】

便秘是儿童期一个常见问题。便秘是指儿童排便减少(不同年龄段频率不一)、排便疼痛或大便粗硬。如果这些症状出现时间不到 4 周,则被称为急性便秘。如果症状持续时间更长,且不能完全归因于一种疾病,则被归为慢性功能性便秘。但对患儿进行评估,识别出少数具有器质性便秘原因的患儿很重要。本节主要介绍急性便秘的处理。

【临床评估】

1. **询问病史** 注意提示可能存在器质性原因的病史。

(1) 急性

1) 胎粪排出延迟(出生48小时后首次排出胎便)。

2) 发热、呕吐、腹泻。

3) 直肠出血(除外是由肛裂引起的)。

4) 严重腹部膨隆。

(2) 慢性

1) 便秘自出生时或婴儿早期即存在。

2) 丝带样便(大便非常细)。

3) 尿失禁或膀胱疾病。

4) 体重减轻或体重增加缓慢。

5) 生长迟缓。

6) 肠外症状(尤其是神经功能障碍)。

7) 与先天性巨结肠相关的先天性异常或综合征(如唐氏综合征)。

8) 先天性巨结肠病史。

2. **体格检查**

(1) 全身:生长情况,心、肺、腹查体,尤其是腹部查体,腹部是否膨隆、有无腹盆腔肿块、肠鸣音是否正常,有无压痛、反跳痛。注意有无椎管闭合不全的体征,如骶尾区域色素沉着、血管痣或毛细血管丛等。

(2) 神经系统:有无感觉缺失或运动无力、肌张力异常、深腱反射异常、肛管扩张、提睾反射异常、排尿障碍。

(3) 会阴:有无肛门直肠发育异常,如高位肛门闭锁、肛门前移等。

（4）直肠指检：无须常规进行，儿童普遍不喜欢。但建议对以下患儿进行检查：便秘的婴儿，婴儿期早期即出现症状的儿童，存在其他提示器质性疾病的警示体征，是否存在便秘或便秘程度描述不明确的儿童。

【值班处理】

便秘的治疗取决于儿童的年龄和症状的持续时间。治疗方式包括教育、膳食改善、行为改变和药物治疗。值班处理应针对急性便秘，采取暂时性干预措施进行治疗。

1. **解除嵌塞**　开塞露、甘油灌肠剂、肥皂水或温盐水灌肠。

2. **轻泻药**　任何年龄段均可选用乳果糖。8岁以上儿童也可选用聚乙二醇（国内说明书的年龄要求）。

3. 膳食干预、行为管理。

4. 纠正低钾血症，治疗肠梗阻等病因。

5. 对于持续便秘的患儿，应进行再评估。

（苟丽娟）

参考文献

TABBERS M M, DILORENZO C, BERGER M Y, et al. Evaluation and treatment of functional constipation in infants and children: evidence-based recommendations from ESPGHAN and NASPGHAN. J Pediatr Gastroenterol Nutr, 2014, 58: 258.

第十九节　鼻　出　血

【概述】

儿童鼻出血常见,但只在极少数情况下较为严重。快速评估出血量、气道稳定性、生命体征、精神状态,判断是否伴有气道受累和血流动力学不稳定,以识别需要气道干预、液体复苏的儿童。

【临床评估】

1. 快速询问病史

(1)现病史:患儿年龄;出血的开始时间;单侧还是双侧;失血量;嘴里或呕吐物里是否有血;是否有黑便或便血;曾采取何种措施止血;是否有创伤史,包括抠鼻子;是否有鼻充血、流涕或鼻塞病史;是否有过异物插入史;近期是否有鼻部手术史;是否有其他症状,如皮肤瘀斑、头痛、面部疼痛、耳痛、发热、听力下降、斜颈、颈痛等。

(2)既往史、个人史、家族史:过敏情况,用药史(鼻用糖皮质激素、阿司匹林、布洛芬、中成药),既往鼻出血发作的频率和季节性,易发生瘀斑和出血性问题的个人史或家族史,有无出血性疾病家族史。

2. 体格检查

(1)生命体征:血压、心率、血氧饱和度、呼吸。

(2)皮肤、黏膜:苍白提示失血或贫血,发绀或灰色提示呼吸窘迫,黄疸提示肝脏疾病。同时注意有无皮肤灌注不良伴肤色改变,瘀点、瘀斑、牙龈出血,毛细血管扩张、血管瘤。

(3)口咽部:是否有后鼻出血征象、口腔损伤。

(4)淋巴结:是否有肿大的淋巴结。

(5)眼部:有面部外伤史的儿童应进行视力、眼肌运动及眼眶检查。

(6)是否有烧伤、身体虐待等表现。

(7)鼻咽部:检查鼻中隔、鼻腔、下鼻甲、鼻咽。

1)前鼻出血:检查鼻前庭、鼻中隔前部、下鼻甲前部,有无活动性出血、结痂、溃疡、糜烂、突出的血管。

2)后鼻出血:需内镜检查。

3)潜在原因:异物、黏膜炎症/病变/结痂、肿块、鼻咽疾病(感染性或变应性)、血管瘤等。

3. 可能致命的严重疾病提示

(1)血液从鼻腔涌出造成呼吸困难。

(2)肤色苍白、疲倦、意识不清。

(3)实施了"自我处理"(见下文【值班处理】)步骤后仍出血不止。

(4)发生在鼻手术后、鼻腔中有肿瘤或其他异常团块。

(5)伴有胸痛等其他严重症状。

(6)发生在严重损伤后,如面部重击。

(7)出血不停止,并且正在使用抗凝药物或抗血小板药物。

4. 辅助检查

(1)全血细胞计数、血涂片。

(2)凝血功能:凝血酶原时间(PT)、活化部分凝血活酶时间(APTT),国际标准化比值(international normalized ratio,INR)等。

(3)为可能输血患儿做配血准备:血型、配血。

(4)X 线检查:怀疑鼻腔异物者可行 X 线检查排除纽扣电池等异物。

(5)CT 或者 MRI:观察到或怀疑存在肿块。

【值班处理】

会诊指征:严重鼻出血(如无法控制的鼻出血、鼻后部出血或血流动力学不稳),反复鼻出血,局部异常(如鼻肿瘤、鼻息肉、毛细血管扩张、局部术后出血)。

1. 鼻出血的"自我处理"(直接压迫)步骤

(1)擤鼻子:非必须。若鼻内有血凝块,可让患儿轻柔擤出,对于年龄较小的患儿也可通过抽吸清除。这可能会暂时增加出血,但不用担心。

(2)坐着或站着并保持腰部稍微前屈,不要躺下或头部后仰。

(3)在鼻部骨骼下方,朝鼻底部方向捏住柔软的鼻翼。不要抓住两眼之间的鼻梁部分,这样做无效。不要只按压一侧,即使只有一侧出血也是无效的。

(4)压闭鼻腔持续 5 分钟。不要提前松开以检查出血是否停止,这样做会使阻断出血的努力前功尽弃。

如果实施了上述步骤,鼻腔仍出血,可再次重复所有步骤,总共压闭时间至少 10 分钟。

2. 局部血管收缩 可使用 0.05% 羟甲唑啉,向出血侧鼻腔喷 1~2 喷。如没有羟甲唑啉,推荐使用肾上腺素。

3. 鼻腔填塞 如果出血严重或局部压迫和血管收缩剂无效,后续处理为鼻腔填塞。

4. 烧灼止血 轻微疼痛,大部分儿童耐受良好。

5. 高级技术　鼻用气囊导管、颌内动脉栓塞、手术控制。

6. 个体化治疗　个体化治疗有局部或者全身潜在因素的儿童,如出血性疾病、抗凝治疗、遗传性毛细血管扩张症等患儿。

(苟丽娟)

参考文献

TUNKEL D E, ANNE S, PAYNE S C, et al. Clinical practice guideline: Nosebleed (Epistaxis). Otolaryngol Head Neck Surg, 2020, 162: S1.

第二十节　呕　血

【概述】

呕血是指上消化道疾病或全身性疾病所致的消化道出血,血液经口腔呕出。

【临床评估】

1. 快速询问病情

(1)家长估计呕血量:包括体积、颜色,有无便血、黑便(帮助评估上消化道出血量)。

(2)是否疼痛:提示炎症或缺血损伤。

(3)是否是真的血:是否是食物来源或母体来源。

(4)是否来自胃肠道:口鼻咽部出血可吞入胃肠道。

(5) 有无其他部位出血:如直肠、口腔黏膜、泌尿道、皮肤黏膜瘀斑;除外全身疾病,如凝血性疾病或弥散性血管内凝血。

(6) 用药史及异物:如 NSAID、华法林、茶碱、糖皮质激素,乙醇、毒物,电池等异物。

(7) 既往史:有无慢性疾病,如肝脏、肾脏、血液系统病史;有无脐血管置管、败血症、出血史。

2. 体格检查

(1) 生命体征与一般情况:评估血流动力学状态,如心率、血压、毛细血管再充盈时间。儿童在血容量损失 15% 以内可能不会出现血流动力学变化,心动过速是最早的改变。

(2) 头颈部查体:鼻咽后部(鼻出血),巩膜黄染(肝脏疾病),眶周瘀斑(剧烈呕吐相关的食管贲门黏膜撕裂)。

(3) 腹部查体:有无腹胀、肠鸣音消失、腹膜刺激征、肝脾大、腹水、上腹部压痛。

(4) 皮肤:有无腹壁静脉曲张或蜘蛛痣(肝脏疾病)、血管瘤(血管畸形)。

3. 可能致命的严重疾病提示

(1) 黑便或便血。

(2) 心率比同年龄儿童的平均值高 20 次/min。

(3) 毛细血管再充盈时间延长。

(4) 血红蛋白下降超过 20g/L。

4. 评估流程　呕血的评估流程见图 1-12。

【**值班处理**】

1. 初始管理　维持生命体征稳定,建立静脉通路。

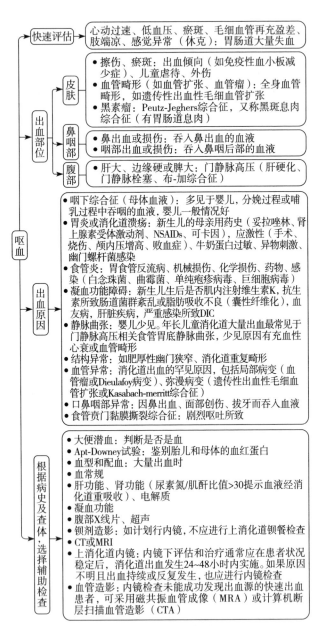

图1-12 呕血的评估流程

2. **大量出血**　快速查血型、配血,查血常规、凝血功能、肝肾功能、电解质、大便常规 + 潜血(是否是真的出血),置入鼻胃管、室温水或生理盐水洗胃(若考虑上消化道出血),早期应用抑酸治疗(质子泵抑制剂或 H_2 受体拮抗剂)。

3. **反复出血**　内镜检查、治疗,血管升压素、奥曲肽控制活动性出血;有血管畸形时,可行动脉造影栓塞术。

4. **血流动力学稳定、呕血量少、并有疑似病因**　支持治疗联合观察,可考虑抑酸治疗。

(马菁苒)

参考文献

CHARLES A P. Pediatrics on call. New York: The McGraw-Hill, 2006.

第二十一节　低血压与休克

【概述】

休克是由氧供减少、氧耗增加、氧利用不足等导致的细胞与组织缺氧状态。最常发生于表现为低血压的循环衰竭。不同年龄段儿童收缩压低限及心率参考阈值见表 1-9。

【临床评估】

1. **快速询问病史**　有无胸痛、呼吸困难、腹泻、口干、尿少,有无基础代谢病病史、创伤史、特殊用药史(镇静药、麻醉药、止痛药、中毒剂量用药)过敏物品接触史。

表 1-9 不同年龄段儿童收缩压低限及心率参考阈值

年龄	收缩压低限 / mmHg	心动过缓 / (次·min⁻¹)	心动过速 / (次·min⁻¹)
出生~1 月龄	60	<100	>180
1 月龄~1 周岁	70	<90	>180
1~10 岁	70+2×年龄	<60	>130
≥10 岁	90	<60	>110

2. 快速查体

(1) 意识状态:烦躁、精神萎靡或意识不清都提示存在脑灌注不足,需要密切关注和积极液体复苏治疗,并考虑气道保护。

(2) 生命体征:①体温:高热本身可引起血管舒张和低血压,也可以是严重感染的表现之一,可应用解热药物和物理降温治疗;②呼吸:如果患儿出现呼吸急促而无肺部疾病,需考虑代谢性酸中毒并代偿性呼吸性碱中毒;③脉搏:外周脉搏减弱及脉压缩小可提示心血管代偿。

(3) 一般情况:有无中毒表现,患儿表情是否痛苦。

(4) 皮肤:眼睑、口唇颜色有无苍白、发绀。皮肤冷湿、花斑纹提示可能存在休克。瘀点、紫癜或弥漫性红斑、皮疹,提示可能为严重的感染。

(5) 颈部:颈静脉扩张提示右心衰竭、张力性气胸或心脏压塞。

(6) 心脏:心音低沉、心包摩擦音提示心包积液。奔马律提示心功能不全。

(7) 肺:单侧呼吸音降低提示气胸、胸腔积液或肺实变。爆裂音或啰音提示肺炎。

(8) 腹部:腹胀、腹肌紧张、肠鸣音低钝或无肠鸣音提示急腹症、腹膜炎。

(9)四肢:触摸手和足末端温度,检查毛细血管充盈反应(≤2秒为正常)。

3. 辅助检查

(1)血红蛋白和红细胞压积:严重贫血(血红蛋白<80g/L)与休克患儿预后不良有关。在液体复苏过程中,血红蛋白可能被稀释。如果血红蛋白<80g/L,患儿对积极的液体复苏无反应,需考虑输血。

(2)血气分析与电解质检查:PaO_2/FiO_2 比值可评估呼吸衰竭。灌注不足和心排血量不足可出现代谢性酸中毒(可合并代偿性呼吸性碱中毒)。血乳酸在代谢危象时显著升高。低血压患儿可能会出现各种电解质紊乱。在液体复苏过程中要经常复查并及时调整补液离子浓度。

(3)凝血功能:如果怀疑是脓毒症,可能存在凝血异常,需要用新鲜冰冻血浆、冷沉淀、肝素等纠正凝血功能紊乱。

(4)生化指标:心肌酶及氨基末端脑利尿钠肽前体(N-terminal brain natriuretic peptide,NT-proBNP)有助于评估心肌损伤及心功能。血肌酐及尿素氮急剧升高是肾脏功能损伤的重要参考。

(5)感染相关指标:CRP、降钙素原、血/尿/便培养等病原学检测。

(6)胸部X线检查:有助于鉴别气胸、肺炎、心脏压塞。增大的心影可能提示压塞或心力衰竭。

(7)心电图:明确心动过速是否为窦性心动过速,有无其他节律异常(尤其是室上性心动过速)。

(8)中心静脉压(central venous pressure,CVP):如果患儿对液体治疗反应不良,则可能需要血管活性药物治疗。如果出现这种情况,应考虑放置中心静脉导管,除了为液体复苏提供中央通道,导管还可以测量 CVP,有助于指导进一步的治疗。如果低血压是难治性的,或需要持续的血压监测,可以考虑放置动脉导管。

【鉴别诊断】

不同类型休克的鉴别要点见表 1-10。

表 1-10   不同类型休克的鉴别要点

类型	低容量性	心源性	分布性	梗阻性
常见病因	脱水、失血、重症胰腺炎	心律失常、心肌炎、心肌病、先天性心脏病	脓毒症、过敏性休克、代谢危象、肝衰竭	气胸、肺动脉高压、肺栓塞、心脏压塞、机械通气
病理生理	前负荷降低	心肌收缩力降低	外周血管阻力显著降低	前负荷降低或后负荷增加
典型体征	皮肤干燥,肢端凉,呼吸音清	呼吸急促且费力,肺水肿,哮鸣音,肝大,颈内静脉扩张	肢端温暖、发红或皮肤苍白、斑点伴血管收缩,发热或低体温,皮肤花斑,血管性水肿,胃肠道症状,喉鸣或喘息,荨麻疹	呼吸音消失,P_2 亢进,心音遥远,颈静脉怒张

【值班处理】

1. 一般处理

(1)建立静脉通路:优先选择深静脉,血管通路建立困难时可选择骨髓通路。

(2)液体复苏:快速扩容可使用 20ml/kg 的等渗溶液(生理盐水或乳酸林格液)。如果患儿对最初的液体治疗没有反应或反应不充分,可重复继续扩容。同时密切监测尿量、电解质、血糖等内环境相关指标,一些患儿可能需要 100~120ml/kg 的液体量才能稳定。

(3)呼吸支持:氧疗,可选用鼻导管、高流量吸氧、机械通气等呼吸支持技术以维持血氧饱和度。

2. 特殊处理

(1)低容量性休克:用等渗晶体(生理盐水或乳酸林格液)复苏。如果血红蛋白<80g/L 或存在凝血功能障碍,可给予血液制品。在使用血管活性药物治疗之前,需确保充足的液体复苏。放置导尿管监测排尿量。如果需要中心静脉导管置入,应测量 CVP 并进行液体复苏,直到 CVP 至少为 $10cmH_2O$。如果血压、灌注或尿量仍然不足,考虑血管活性药。有活动性出血时考虑止血药及操作止血。

(2)心源性休克:如果有心肌炎的证据,一般考虑使用多巴酚丁胺、米力农或氨力农,多巴胺可能也有帮助。如果患儿仍然反应不佳,去甲肾上腺素或肾上腺素可能有用。低血压不能纠正时,考虑应用静脉-动脉体外膜氧合(veno-arterial extracorporeal membrane oxygenation,VA-ECMO)。

(3)梗阻性休克:解除梗阻。

(4)感染性休克:积极抗感染治疗。充分液体复苏($CVP>10cmH_2O$)后仍存在低血压时,需要使用血管活性药(表 1-11)。晶体液无明显改善时,应考虑使用血液制品,特别是存在贫血、血小板减少或凝血功能障碍时。

表 1-11 常用血管活性药物

药物	药理作用	时机	剂量
多巴胺	DA_1、DA_2、β_1、β_2 受体激动	在液体复苏同时或者复苏后立即使用	新生儿:5~20μg/(kg·min) 儿童:3~5μg/(kg·min),最大20μg
多巴酚丁胺	β_1 受体激动	判断心肌收缩能力低下时使用	新生儿:5~20μg/(kg·min) 儿童:3~5μg/(kg·min),最大20μg
肾上腺素	α_1、α_2、β_1、β_2 受体激动	液体复苏后、多巴胺使用效果不理想、低血压并且心肌收缩力低下时	新生儿:0.1~0.3μg/(kg·min) 儿童:0.05~2.00μg/(kg·min)
去甲肾上腺素	α_1、α_2、β_1 受体激动	液体复苏后、多巴胺使用效果不理想、心肌收缩力还可以但是低血压仍明显时	新生儿:0.02~0.10μg/(kg·min),最大1μg 儿童:0.1~2.0μg/(kg·min)
异丙肾上腺素	β_1、β_2 受体激动	主要用于三度房室传导阻滞或缓慢型心律失常	0.1~2.0μg/(kg·min)
米力农	磷酸二酯酶抑制剂	心力衰竭	负荷量:50μg/kg,10~60分钟输入 维持量:0.25~0.75μg/(kg·min)

（5）过敏性休克：立即用等渗液体和肾上腺素（1∶10 000，0.1ml/kg 至最大剂量 5ml）治疗。

（6）代谢危象：维持内环境稳定，血液净化，增加毒物排泄。垂体危象和肾上腺危象时，应用氢化可的松治疗。

低血压的评估与处理流程见图 1-13。

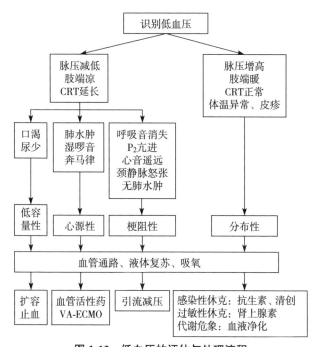

图 1-13　低血压的评估与处理流程
CRT. 毛细血管充盈反应；
VA-ECMO. 静脉 - 动脉体外膜氧合。

（张天楠）

参考文献

［1］ SOAR J, MACONOCHIE I, WYCKOFF M H, et al. 2019

International consensus on cardiopulmonary resuscitation and emergency cardiovascular care science with treatment recommendations: summary from the basic life support; advanced life support; pediatric life support; neonatal life support; education, implementation, and teams; and first aid task forces. Circulation, 2019, 140 (24): e826-e880.

[2] JENNY M. Emergency department management of pediatric shock. Emerg Med Clin North Am, 2018, 36 (2): 427-440.

[3] 高恒妙. 先天性代谢病代谢危象的急诊识别与处理. 中国小儿急救医学, 2014, 21 (6): 346-350.

[4] 中华医学会儿科学分会急救学组. 儿童脓毒性休克诊治专家共识. 中国小儿急救医学, 2025, 22 (11): 739-743.

第二十二节 高 血 压

【概述】

1. **血压的测量** 准确测量血压需要使用大小合适的袖带,气囊的宽度和长度分别约为上臂围的 40% 和 80%~100%,气囊宽度与长度的比值至少为 1:2。新发急性高血压的患儿还应测量四肢血压;下肢血压低于上肢血压或左右上肢血压有显著差异,提示主动脉缩窄。

核实是否存在高血压时应尽可能使用听诊法核实,检查袖带是否太短或太窄。

2. **定义** 儿童高血压指收缩压和 / 或舒张压大于等于同性别、年龄、身高儿童的第 95 百分位数(表 1-12),且至少测量 3 次。

表 1-12　各年龄儿童血压百分位数范围

年龄	第 95 百分位数 / mmHg	第 99 百分位数 / mmHg
7 天	(收缩压)96	(收缩压)106
8~30 天	(收缩压)104	(收缩压)110
30 天 ~2 岁	(收缩压)112 (舒张压)74	(收缩压)118 (舒张压)82
3~5 岁	(收缩压)116 (舒张压)76	(收缩压)124 (舒张压)84
6~9 岁	(收缩压)122 (舒张压)78	(收缩压)130 (舒张压)86
10~12 岁	(收缩压)126 (舒张压)82	(收缩压)134 (舒张压)90
13~15 岁	(收缩压)136 (舒张压)86	(收缩压)144 (舒张压)92
16~18 岁	(收缩压)142 (舒张压)92	(收缩压)150 (舒张压)98

3. **急症**　高血压急症指严重血压升高伴可能危及生命的症状或急性靶器官损害表现。最常见的受累器官是大脑(癫痫发作、颅内压增高),眼(视盘水肿、视网膜出血和渗出),心脏(心力衰竭)和肾脏(肾功能不全)。高血压亚急症是指血压严重升高但无严重症状和急性靶器官损害。

【临床评估】

重点评估靶器官的损伤情况。

1. **中枢神经系统**　脑出血、蛛网膜下腔出血(subarachnoid hemorrhage,SAH)、高血压脑病、可逆性后部白质脑病综合征。

(1)症状:头痛,神志改变(嗜睡、昏迷或意识模糊),癫痫发作和易激惹(婴儿),面神经麻痹,视力改变和偏瘫。

(2)查体:Glasgow 评分,瞳孔大小,瞳孔反射是否存在,是否有脑膜刺激征、双侧病理征。

2. **眼** 视盘水肿和视网膜出血或渗出。

(1)症状:视物模糊、视野缺损、异物感。

(2)体征:粗测视力下降、视野缺损。

3. **心脏** 高血压急症引起的心力衰竭可能出现左心衰竭的征象。

(1)症状:呼吸困难、胸痛、背痛。

(2)体征:呼吸过速、肺水肿、S_3 或 S_4 奔马律,以及新发心脏杂音或原有杂音改变。

4. **肾脏** 血尿和蛋白尿可能是肾小球肾炎的表现,而肾小球肾炎则是高血压急症的常见病因。

(1)症状:血尿、蛋白尿、少尿。

(2)体征:外周性水肿。

【鉴别诊断】

儿童高血压的常见病因鉴别见表 1-13。

表 1-13 高血压常见病因的鉴别诊断及评估项目

疾病名称	典型表现	特异性评估
肾实质病变	血尿、蛋白尿、水肿	尿常规+沉渣、24小时尿蛋白
肾小球肾炎		肾脏超声、血常规+CRP、肝肾功能
狼疮肾炎		抗链球菌溶血素O、抗核抗体、抗 ENA 抗体、抗中性粒细胞胞质抗体等

续表

疾病名称	典型表现	特异性评估
内分泌疾病		
先天性肾上腺皮质增生症	外生殖器性别不清	17α- 羟孕酮
原发性醛固酮增多症	头痛、出汗和心动过速	肾素 - 血管紧张素 - 醛固酮系统
嗜铬细胞瘤 / 神经母细胞瘤	心动过速、眼球突出	尿香草基扁桃酸（VMA）
甲状腺功能亢进	甲状腺增大或甲状腺肿	甲状腺功能、甲状腺超声
库欣综合征	满月脸、水牛背	
血管性疾病		
主动脉缩窄	上肢高血压而下肢血压低或无法测得、左右臂血压差异较大	超声心动图、CT 血管成像等
血管炎（大动脉炎等）		大血管超声、免疫相关抗体、ESR
肾动脉狭窄	腹部血管杂音	肾血管影像
神经性疾病		
脑肿瘤、脑出血		头颅 MRI、头颅 CT
药物性高血压	糖皮质激素、中枢神经系统兴奋剂、麻黄素	

【值班处理】

血压的控制目标是收缩压和舒张压低于第 90 百分位数,对于青少年(≥ 13 岁)则是<120/80mmHg。对于慢性肾脏病(chronic kidney disease,CKD)合并高血压的儿童,建议的目标血压是 24 小时动态血压监测得到的平均动脉压低于第 50 百分位数。

高血压的急症用药见表 1-14。

表 1-14　高血压急症用药

药品	用法用量	起效时间	持续时间	调整方式
硝普钠	0.5~3.0μg/(kg·min),泵入维持,最大剂量为 8~10μg/(kg·min)	立即	1~10 分钟	3~5 分钟调量
拉贝洛尔	0.2~1.0mg/kg,最大剂量为 40mg,静脉注射负荷量 0.25~3.0mg/(kg·h),泵入维持	2~5 分钟	2~6 小时	先静脉注射 1 剂,之后持续静脉输注,或每 10 分钟重复注射 1 剂
艾司洛尔	0.05mg/(kg·min)起始,静脉泵入	立即	10~30 分钟	最大 0.2mg/(kg·min)
尼卡地平	0.5~4.0μg/(kg·min),泵入维持	2~5 分钟	0.5~4 小时	
肼苯达嗪	0.25~0.50mg/kg,q.8h.,静脉注射	10~80 分钟	4~6 小时	

儿童高血压的降压药物选择见表 1-15。

表 1-15　降压药物选择

名称	年龄或体重	初始剂量	每日最大剂量	频率
氢氯噻嗪		1mg/(kg·d)	2mg/kg(37.5mg)	q.d.~b.i.d.
依那普利	<50kg≥50kg	0.08~0.10mg/kg	0.6mg/kg40mg	q.d.~q.12h.
卡托普利	<6 个月≥6 个月	0.1~0.3mg/kg0.5mg/kg	6mg/kg	q.8h.
福辛普利	<50kg≥50kg	0.1mg/(kg·d)0.7mg/(kg·d)	5mg40mg	q.d.
氯沙坦	≥6 岁	0.75mg/kg,最大50mg	1.4mg/kg(100mg)	q.d.
缬沙坦	≥6 岁	0.25mg/kg,最大40mg	2.7mg/kg(80mg)	q.d.
氨氯地平		0.06mg/kg	10mg/d	q.d.
硝苯地平		0.2~0.5mg/(kg·d)	3mg/kg(30mg)	q.d.~t.i.d.
非洛地平	≥6 岁	2.5mg	10mg	q.d.
尼群地平		0.2~0.5mg/kg	10mg	q.4h.~q.6h.
哌唑嗪		0.05~0.10mg/kg	5mg/kg	q.6h.~q.12h.

高血压急症的处理流程见图 1-14。

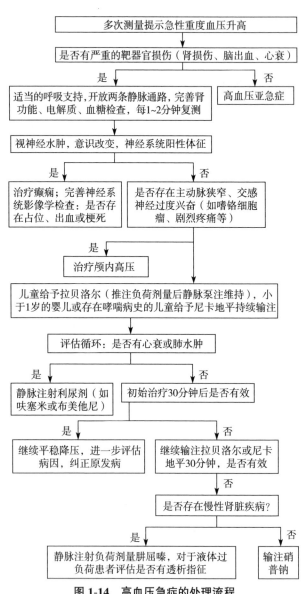

图 1-14 高血压急症的处理流程

（姜静婧）

参考文献

［1］National High Blood Pressure Education Program Working Group on High Blood Pressure in Children and Adolescents. The fourth report on the diagnosis, evaluation, and treatment of high blood pressure in children and adolescents. Pediatric, 2004, 114 (2): 555-576.

［2］王天有, 申昆玲, 沈颖, 等. 诸福棠实用儿科学. 9 版. 北京: 人民卫生出版社, 2022.

第二十三节　低体温

【概述】

体温过低被定义为核心温度35℃或更低。当身体不能维持正常体温时,就会出现这种症状。体温过低的发作取决于增加的热量损失和减少的热量产生之间的不平衡。核心温度有助于决定医学治疗——被动或主动温热、心脏复律或药物治疗。

【临床评估】

1. **询问病史**　特殊用药史,乙醇摄入史,低温环境暴露史,创伤史,颅内手术史,内分泌疾病病史,肿瘤病史。

2. **快速查体**

(1)生命体征:连续监测核心温度(肛温)、呼吸频率、心率及血压。

(2)意识状态:患儿有无烦躁、意识减弱,昏迷患儿需进行 Glasgow 评分。

(3)皮肤:严重的低温患儿会出现反常的血管扩张和皮肤红斑。

(4)其他:体温过低的患儿可能出现周围血管收缩、脉搏减弱。观察肌肉颤抖产热情况。寻找有无创伤及失血。

3. 辅助检查

(1)血常规 +CRP:评估感染情况及血红蛋白水平。

(2)血生化:评估血糖和电解质紊乱情况。低体温可导致横纹肌溶解、肌红蛋白尿、急性肾损伤及进行性低钾血症,而在复温期间易出现显著高钾血症。

(3)动脉血气:评估机体酸中毒及组织氧合能力。

(4)胸部 X 线片:评估肺水肿。

(5)心电图:低体温易致心律失常,需持续心电监护。

(6)头颈部 CT:颅内病变是导致低体温的重要病因,特别是有明确创伤病史时需评价颅内及颈椎情况。

【值班处理】

1. 出现呼吸心搏骤停时,立即开始心肺复苏。持续心电监测,因为体温过低的患儿很难触诊其脉搏。复苏应持续到体温升高至 32℃,且升至 32℃之前不建议进行除颤及使用心脏活性药物。

2. 优先考虑等渗液体进行液体复苏,根据离子分析及酸碱状态及时调整,尤其注意尿量、电解质及血糖变化。

3. 经上述处理,核心温度超过30℃,且患儿有颤抖,就可以使用被动复温技术,包括脱去寒冷或潮湿的衣服,将其运送到温暖的环境中,盖上干燥的毯子。等待患儿自行产热复温。

4. 如前述处理后患儿体温不升或无肌肉颤抖自发产热,需进行人工复温。

(1) 外部复温:适用于已恢复自发循环的患儿。包括热包、加热灯、温水浴等。外部主动复温可能导致复温性休克、心室颤动、核心温度再降低。低温患儿复温后因血管渗漏、由血容量内部传感错误引起的重度"冷利尿"以及肾脏浓缩功能障碍极易出现严重的低血容量。外部复温使停滞在低温部位的寒冷血液重新进入循环,可加重心脏负荷,并再次导致核心温度下降。对于没有充分自发循环的患儿,外部复温无明显效果。

(2) 内部复温:优先用于严重低温、无自发循环或弱自发循环的患儿。常用技术包括暖湿氧、加热血管内液体、用温盐水封闭胸或胸膜灌洗,以及加热膀胱、胃、结肠或腹膜灌洗。开胸纵隔冲洗和带加热元件的体外循环也是有效的。内部复温常需要侵入性设备,能降低复温性休克、核心温度再降、心律失常的发生风险。

5. 低体温的评估与处理流程见图1-15。

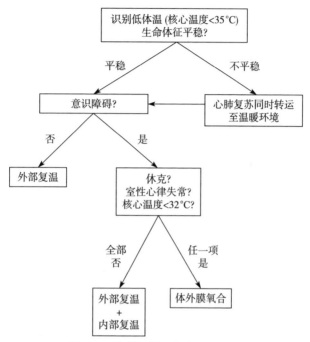

图 1-15 低体温的评估与处理流程

（张天楠）

参考文献

［1］ ASHISH S, MANU M. Management of pediatric hypo-thermia and peripheral cold injuries in the emergency department. Pediatr Emerg Med Pract, 2019, 16 (1): 1-16.

［2］ BROWN D J, BRUGGER H, BOYD J, et al. Accidental hypothermia. N Engl J Med, 2012, 367 (20): 1930-1938.

第二十四节　尿潴留

【概述】

尿潴留是指患儿不能自主排尿,急性尿潴留是小儿泌尿外科急症。通常表现为排尿不能,常伴有下腹部不适,也可能伴有充盈性尿失禁表现。膀胱超声或导尿可证实。最常见的发病机制是流出道梗阻、神经功能受损、逼尿肌肌力减弱,其他病因包括药物、感染、创伤等。

【临床评估】

1. **一般情况**　立即查看一般情况,重点进行腹部查体,症状明显时尽早导尿。

2. **病史**　快速询问病史中需要考虑的问题。

(1)患儿是否需要立刻导尿?

(2)有无急腹症表现,如腹痛剧烈等。

(3)伴随症状,有无血尿、发热、腰痛、神经系统症状、皮疹等。

(4)既往史,如下尿路症状、盆腔肿瘤等疾病,脊髓损伤或压迫病史,手术史、放疗史、创伤史、用药史。

3. **体格检查要点**

(1)一般情况(包括生命体征):非常重要,尤其对婴幼儿。

(2)腹部:尤其注意下腹部查体,警惕急腹症。

(3)直肠指诊:评估肿块、粪块嵌塞、会阴部感觉、直肠括约肌张力。

(4)神经系统:评估感觉、肌力、肌张力、反射。

4. 辅助检查

(1)膀胱超声、盆腔超声。

(2)尿常规、尿培养。

(3)血常规。

(4)炎症指标:血沉、C 反应蛋白。

(5)生化,如肾功能等。

在适当的临床环境下,通过膀胱超声或插管可证实尿潴留。无创的膀胱超声,对于没有极度痛苦的患儿来说是首选,若结果正常,可以避免膀胱减压。如果病史和体格检查强烈提示急性尿潴留,或患儿处于急性窘迫状态,应直接插管导尿而不是等待膀胱超声结果,插管导尿具有诊断和治疗双重意义。

【值班处理】

1. 初始治疗　膀胱减压;尿道插管、耻骨上插管。尿道插管禁用于近期接受过泌尿系统手术的患儿(如尿道重建术等)。

2. 膀胱减压的并发症　血尿、一过性低血压、去梗阻后利尿,注意监测及提前向患儿及家属解释。

3. 值班可干预的病因及处理

(1)流出道梗阻:导尿管置入。

(2)药物、麻醉:停止相关药物的应用。

(3)感染:可选用恰当的抗生素治疗。

(荀丽娟)

参考文献

MANJUNATH A S, HOFER M D. Urologic emergencies. Med Clin North Am, 2018, 102: 373.

第二十五节 晕 厥

【概述】

一过性意识丧失(transient loss of consciousness, TLOC)包括任何原因导致的短暂意识丧失,具有发作性及可自行恢复的特点。

晕厥指一过性全脑血液低灌注导致的短暂意识丧失,是 TLOC 的重要类型,包括自主神经介导性晕厥(血管迷走性晕厥、体位性心动过速)及心源性晕厥(心律失常、流出道梗阻性心脏病)。

【临床评估】

1. 立即监测生命体征,并完善心电图检查,必要时进行心肺复苏等抢救。

2. **病史**

(1)有无诱发因素:运动、疼痛、情绪变化、体位改变、久站、饱食、排尿、排便、闷热、声光刺激。

(2)有无前驱症状:头晕、目眩、出汗、恶心、无力、视觉变化(视物模糊、管状视野、缓慢视力丧失)、心悸或胸痛。

(3)发作情况:跌倒方式、肤色、意识丧失时间、肢体抖动情况。

(4)发作后情况:是否有定向力障碍、外伤、二便失禁。

(5)既往史、家族史:是否有心律失常、心肌病、先天性心脏病、川崎病、风湿性心脏病、心肌炎、心律失常、糖尿病等病史,用药史、外伤史、家族性猝死病史。

3. **体格检查** 意识水平、心音性质,有无奔马律征象、摩擦音及杂音,有无肺部啰音、肝脾大,评估脑神经、肌力、肌张力、腱反射、脑膜刺激征、病理征。

4. **评估流程** 见图 1-16。

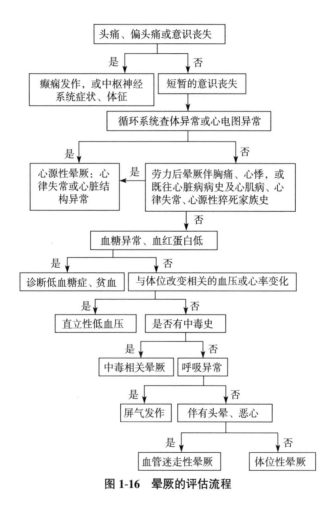

图 1-16 晕厥的评估流程

【值班处理】

1. **一般检查**　血糖、血气、电解质、血常规＋CRP、肝肾功能、心肌酶、心电图、颅脑 CT、心脏彩超等。

2. 明确病因,治疗原发病。

3. 一过性意识丧失及晕厥的处理见表 1-16 和表 1-17。

表 1-16　一过性意识丧失的处理

	病因	处理
毒物暴露	可由心输出量减少(巴比妥类药物、三环类抗抑郁药和吩噻嗪类药物)或意识突然丧失(可卡因、乙醇、大麻、吸入剂和阿片类制剂)引起	停药、洗胃、血液灌流
屏气发作	通常发生于 6~24 月龄的幼儿,由情感伤害触发,如疼痛、愤怒或恐惧。发作可能为发绀型或苍白型	避免相关刺激因素
神经源性疾病	脑出血、蛛网膜下腔出血、癫痫	颅脑 CT 明确,手术处理
代谢性疾病	低血糖	补充血糖(见第二章第十四节低血糖)
	电解质紊乱、中暑、过度通气	维持酸碱、电解质平衡
	糖尿病酮症酸中毒	消酮、降血糖(见本章第二十九节糖尿病酮症酸中毒)

续表

病因		处理
大出血	外伤、消化道出血、弥散性血管内凝血	(见本章第二十节呕血和第二章第十九节凝血障碍)
全身过敏反应	食物、药物、蚊虫叮咬等	皮下注射肾上腺素、抗组胺药物等(见本章第十三节过敏)

表 1-17 晕厥的处理

病因	特点	处理
血管迷走性晕厥	存在诱发事件和前驱症状	自主神经功能锻炼必要时药物治疗:盐酸米多君、美托洛尔等
直立性低血压	在姿势改变时发生晕厥	补足容量,停用相关药物
体位性心动过速综合征	站立时心率过度增加而无动脉低血压。在青少年女孩中较常见,通常表现为心悸、焦虑、头晕和发抖	自主神经功能锻炼
心律失常	室性心动过速、长QT间期综合征、Brugada综合征、房室传导阻滞	心电图、超声心动图明确诊断抗心律失常、电除颤、射频消融、起搏器植入

续表

病因	特点	处理
先天性心脏病	扩张性心肌病、肥厚型心肌病 法洛四联症、主动脉瓣狭窄	抗心衰药物治疗、体外膜氧合、手术、移植
	肺动脉高压	西地那非等

类似晕厥的情况：癫痫发作、偏头痛综合征、癔症 / 转换障碍、过度通气、发作性睡病

（姜静婧）

参考文献

中华医学会儿科学分会心血管学组,《中华儿科杂志》编辑委员会. 儿童晕厥诊断指南 (2016 年修订版). 中华儿科杂志, 2016, 54 (4) 246-250.

第二十六节　心力衰竭

【概述】

心力衰竭(简称心衰)是心室收缩和 / 或舒张功能障碍导致心输出量不足,组织的血液灌注减少,不能满足机体需要,造成神经 - 内分泌系统过度激活,导致的一系列病理生理改变。

【临床评估】

1. 临床表现

(1)婴儿:最常见的症状是喂养时呼吸过速和出

汗、易疲劳、易激惹、喂养量减少及体重增加不良。生长迟滞可能导致运动发育迟缓。

(2)年幼儿童:胃肠道症状(腹痛、恶心、呕吐及食欲缺乏),生长迟滞,易疲劳,以及反复或长期咳嗽伴哮鸣。

(3)年龄较大的儿童:运动不耐受、厌食、腹痛、哮鸣、呼吸困难、水肿、心悸、胸痛、晕厥。

(4)体征:①心脏:心动过速、S_3奔马律;②肺:呼吸过速、呼吸困难、三凹征,听诊哮鸣音和啰音;③腹部:肝脾大;④其他:颈静脉怒张、下肢水肿。

(5)合并休克的表现:脉搏细弱、肢端凉、皮肤花、毛细血管充盈反应时间延长、淡漠、心率增快等。

2. NYHA 分级

(1)Ⅰ级:体力活动不受限制。学龄期儿童能够参加体育课,并且能和同龄儿童一样活动。

(2)Ⅱ级:体力活动轻度受限。休息时无任何不适,但一般活动可引起疲乏、心悸或呼吸困难。学龄期儿童能够参加体育课,但活动量比同龄儿童小。可能存在继发性生长障碍。

(3)Ⅲ级:体力活动明显受限。少于平时一般活动即可出现症状,如步行 15 分钟,就可感到疲乏、心悸或呼吸困难。学龄期儿童不能参加体育活动,存在继发性生长障碍。

(4)Ⅳ级:不能从事任何体力活动,休息时亦有心衰症状,并在活动后加重。存在继发性生长障碍。

3. 改良儿童心衰 ROSS 评分 见表 1-18。

表 1-18 改良儿童心衰 ROSS 评分

项目	0分	1分	2分
出汗	仅在头部	活动时头部及躯干	安静时头部及躯干
呼吸过快	偶尔	较多	常有
呼吸困难	正常	吸气凹陷	呼吸困难
呼吸次数 /(次·min^{-1})			
0~<1 岁	<50	50~60	>60
1~6 岁	<35	35~45	>45
7~10 岁	<25	25~35	>35
11~14 岁	<18	18~28	>28
心率 /(次·min^{-1})			
0~<1 岁	<160	160~170	>170
1~6 岁	<105	105~115	>115
7~10 岁	<90	90~100	>100
11~14 岁	<80	80~90	>90
肝脏超出肋弓的距离	<2cm	2~3cm	>3cm

注:0~2 分无心衰,3~6 分轻度心衰,7~9 分中度心衰,10~12 分重度心衰。

4. 评估

(1)血常规、动脉血气、电解质、肝肾功能、血乳酸、甲状腺激素水平等。

(2)胸部 X 线检查:肺水肿、心包积液、心脏扩大的诊断。

(3)12 导联心电图:心律失常、心肌缺血、心肌炎的诊断。

（4）超声心动图：先天性心脏病、心包疾病及瓣膜疾病的诊断。

（5）心肌酶 +BNP/NT-proBNP：心肌炎诊断，以及心源性与肺源性呼吸困难的鉴别。

【鉴别诊断】

1. 左心衰竭（肺水肿）与右心衰竭（体循环淤血）。

2. 收缩性心衰（左室心射血分数降低）与舒张性心衰（左室顺应性降低）。

3. 低排心衰（心输出量低）与高排心衰（心输出量高）。

4. 前向心衰（体循环灌注不足）与后向心衰（体 / 肺循环淤血）。

【值班处理】

1. **休息和饮食**　卧床休息，烦躁不安者应使用镇静剂。低盐、软质饮食。严重心衰时应限制入量（一般为生理需要量的 80%），保持大便通畅。

2. **吸氧**　应供给氧气，尤其是严重心衰有肺水肿者。

3. **体位**　年长儿宜取半卧位，小婴儿可头高脚低斜坡卧位，减少静脉回流。

4. **维持水电解质平衡**　心衰时易并发肾功能不全。长期低盐饮食和使用利尿剂更易发生低钾血症、低钠血症等，必须及时纠正。

5. **病因及合并症的治疗**　如有大量左向右分流的先天性心脏病者，易合并肺炎、心衰，控制感染后应尽快治疗先天性心脏病。高血压和肺动脉高压所致的心衰，亦须及时治疗病因。合并心律失常、心源性休克、水电解质紊乱时，均须及时纠正（见心律失常、低血压、水电解质紊乱相关章节)。

6. 急性心衰的药物治疗

(1)正性肌力药

1)地高辛:口服负荷量(洋地黄化量):早产儿为 10~20μg/kg,足月新生儿 20~30μg/kg,婴幼儿 30~40μg/kg,年长儿 25~30μg/kg;静脉注射用量为上述量的 3/4。有心肌病变(如心肌炎)者,剂量宜适当减少。首次剂量为负荷量的 1/2,余量再分 2 次,每次间隔 6~8 小时。最后一次负荷量用后 12 小时开始给予维持量,每次为负荷量的 1/10~1/8,每天 2 次,间隔 12 小时,注意监测血药浓度。

2)去乙酰毛花苷:负荷量:新生儿为 20μg/kg,<2 岁的患儿 30μg/kg,>2 岁的患儿 40μg/kg。首次用负荷量的 1/3~1/2,余量分 2~3 次,每次间隔 6~8 小时。

3)β 受体激动剂:此类药物为环磷酸腺苷(cyclic adenosine monophosphate,cAMP)依赖性正性肌力药,兼有外周血管扩张作用。多巴胺常用剂量为 5~10μg/(kg·min),由输液泵调控(不应与碱性液体同时输入);多巴酚丁胺剂量为 5~10μg/(kg·min),应尽量采用最小有效量。短期用药,对特发性肥厚性主动脉瓣下狭窄(idiopathic hypertrophic subaortic stenosis,IHss)、心房颤动、心房扑动的患儿禁用。

4)磷酸二酯酶抑制剂:此类药属 cAMP 依赖性正性肌力药,兼有外周血管舒张作用。短期应用有良好的血流动力学效应,对心脏病术后的心衰患儿效果显著,但长期应用不仅不能改善临床情况,反而增加病死率。米力农的药效是氨力农的 10 倍,静脉注射首次剂量为 50μg/kg,10 分钟内给予,以后持续静脉滴注,剂量为 0.25~1μg/(kg·min)。

(2) 利尿剂：螺内酯具有抗醛固酮作用，因而对治疗心衰尤为适用。急性心衰时常用静脉注射的呋塞米或布美他尼。利尿剂通常从小剂量开始，逐渐增加到尿量增多。呋塞米剂量与效应呈线性关系，故疗效不佳时可增加剂量。而氢氯噻嗪用到每天 3mg/kg 就已达最大效应，再增加剂量也难以提高疗效。用药时注意监测不良反应：①水电解质紊乱；②肾素 - 血管紧张素 - 醛固酮系统过度激活，因此应同时使用血管紧张素转化酶抑制剂 (angiotensin converting enzyme inhibitor, ACEI)；③低血压和氮质血症。

(3) 血管扩张剂：主要用于心室充盈压增高者，可使心排血量增加，而对左室充盈压降低或正常者不宜使用。选用血管扩张剂，应根据患儿血流动力学变化而定，应用血管扩张剂时，需密切观察动脉血压、心排血量，有条件时应监测肺毛细血管楔压。一般从小剂量开始，疗效不明显时再逐渐增加剂量。

(4) 营养心肌治疗：可联合应用辅酶 Q_{10}、维生素 C、果糖二磷酸钠口服液、磷酸肌酸、心肌肽、左卡尼汀等多种不同机制的营养心肌的药物。

急性心力衰竭的处理流程见图 1-17。

（姜静婧）

参考文献

［1］中华医学会儿科学分会心血管学组，《中华儿科杂志》编辑委员会. 儿童心力衰竭诊断和治疗建议 (2020 年修订版). 中华儿科杂志, 2021, 59 (2): 84-94.

［2］王天有, 申昆玲, 沈颖, 等. 诸福棠实用儿科学. 9 版. 北京: 人民卫生出版社, 2022.

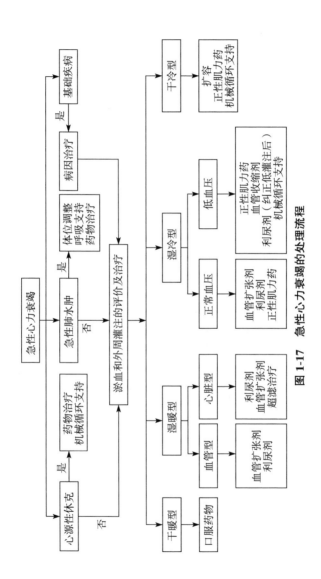

图 1-17　急性心力衰竭的处理流程

第二十七节 呼吸衰竭

【概述】

呼吸衰竭是指各种原因引起的呼吸功能异常，不能满足机体代谢的气体交换需要，导致动脉血氧减少和/或二氧化碳（CO_2）潴留的临床综合征；即机体的氧供给和 CO_2 排出不能满足代谢需要时，发生呼吸衰竭。

【临床评估】

1. **快速评估** 首先应对呼吸衰竭患儿进行初步评估和干预以使其病情初步稳定。儿童三角评估法（pediatric assessment triangle，PAT）即 ABC 三方面：A，表现（肌张力、互动性、可安抚性、注视/凝视、语言）；B，呼吸（呼吸音、体位、呼吸做功）；C，循环（肤色、毛细血管充盈反应）。注意观察是否存在呼吸衰竭的征象。

2. **快速询问病史**

（1）症状发作和持续时间：突然出现的呕吐或窒息提示上呼吸道异常，如吸入异物、过敏或刺激性暴露。声音改变（低弱或嘶哑）也表明上气道病变。突然诉胸痛的患儿可能有自发性气胸，偶尔可能有心脏压塞。逐渐出现呼吸过速和三凹征的儿童可能存在哮喘、支气管肺感染、下气道异物、胸腔积液、气胸缓慢扩展或心力衰竭。

（2）相关症状：发热提示感染性病因。如果患儿出现呼吸过速，但没有发热、上呼吸道感染症状和咳嗽，则可能是机体正在代偿代谢性酸中毒。患儿诉腹痛可能提示胃肠道病变（如阑尾炎或肠梗阻）、肺部疾病对膈肌的刺激（如肺基底部肺炎和／或胸腔积液），或代谢异常（如糖尿病引起的酮症酸中毒）。

（3）外伤史：近期创伤史提示特定的诊断，如气胸、肺挫伤、连枷胸、心脏压塞，以及腹腔内和／或中枢神经系统（central nervous system，CNS）损伤。

（4）暴露于特定感染［包括流感和严重急性呼吸综合征冠状病毒 2 型（SARS-CoV-2）感染］、毒性物质（包括药物、滥用物质、生物制剂、化学物质或核物质）或变应原，可能提示呼吸窘迫的病因。

（5）近期旅行史：约 20% 的近期旅行者会出现呼吸道感染。

（6）既往史：有关以往呼吸窘迫发作的信息，包括已经使用的治疗方法及其效果，可以指导干预。有无基础病如囊性纤维化。有深静脉血栓形成或遗传性易栓症病史的患儿可能发生肺栓塞。

（7）家族史：遗传性疾病（包括哮喘、心脏病和糖尿病）家族史可能提示呼吸窘迫有尚未诊断的可能病因。

3. 体格检查　应对重度呼吸窘迫患儿迅速完成初步体格检查，重点是呼吸和心血管系统，但也要认识到其他器官、系统病变也可能是呼吸窘迫的病因。

（1）呼吸：呼吸过速是呼吸系统疾病患儿最重要的表现之一。呼吸肌疲劳的新生儿和婴儿可发生呼吸暂停或呼吸缓慢。窒息、头部创伤（包括虐待性头部外伤）和中毒也可导致婴幼儿呼吸暂停。呼吸音：部分患儿双肺可闻及干湿性啰音、哮鸣音，肺部实变时呼吸音减低。

(2)心脏:由交感神经张力增加引起的心动过速通常出现在呼吸窘迫的儿童中。低氧血症儿童的心动过缓是一种晚期的不良预兆,通常预示着即将发生心搏骤停。若患儿有心功能受损的体征(如奔马律、颈静脉扩张或肝大),提示可能存在心力衰竭或心源性休克。

(3)血氧饱和度:对于儿童,通过脉搏血氧仪测得静息时室内空气下的血氧饱和度持续 ≤94% 是异常情况。该值 ≤90% 提示严重组织缺氧。

(4)神志状态:精神神志状态改变也可能提示严重的中枢神经系统疾病,如感染、创伤、摄入有毒物质、高氨血症和/或癫痫发作。

(5)腹部:儿童浅快呼吸和/或呼气呻吟是严重呼吸窘迫的表现。如果没有明显的肺部病因,随后应评估有无腹部压痛和/或腹胀所提示的腹内病变,包括腹腔内损伤或其他伴或不伴腹膜炎的病理状况。

【鉴别诊断】

血气分析是诊断呼吸衰竭的重要手段,但尚需结合患儿的病因、临床表现和其他实验室检查做出全面分析,鉴别急性呼吸衰竭病因。儿童急性呼吸功能损害有多种原因,临床医生应力求将呼吸窘迫或呼吸衰竭归为下列某一类或几类病因。

1. **上气道梗阻**　如喉炎、会厌炎。

2. **下气道梗阻**　如毛细支气管炎、哮喘持续状态。

3. **肺组织(实质)疾病**　如支气管肺炎。

4. **呼吸控制异常**　如癫痫发作、昏迷、肌无力

儿童急性呼吸窘迫综合征病因见表 1-19。

表 1-19　儿童急性呼吸窘迫综合征病因

直接因素	间接因素
肺炎（细菌、病毒、支原体、真菌等）	脓毒症及感染性休克
误吸	严重非肺部创伤
溺水	心肺分流术后
吸入性损伤	大量输血
肺部创伤、挫伤	药物过量
肺血管炎	药物副作用
肺脂肪栓塞	急性重型胰腺炎
机械通气	大面积烧伤
	弥散性血管内凝血

【值班处理】

1. X 线平片、超声心动图、超声检查有助于诊断引起呼吸衰竭的肺部、心脏和腹部病因，并且可在床旁进行以发现某几种疾病（如气胸、心包积液），从而加快诊断和治疗。血气分析可评估肺部通气换气功能。

2. **病因治疗**　病因治疗是呼吸衰竭治疗的根本。肺部感染者应给予适宜的抗感染治疗；张力性气胸或大量胸腔积液应尽快穿刺排气或排液；颅内高压者积极降颅内压。但是对于严重濒危者而言，应先行抢救，同时尽快明确病因，给予针对性治疗。

3. **气道管理**　基础气道管理的关键步骤包括：①让儿童保持舒适体位，使用托颌法（创伤患儿）或抬颌法手动开放气道；②雾化湿化气道、翻身拍背、吸痰以保持气道通畅；喉炎、支气管痉挛时，给予激素、沙丁胺醇、特布他林等药物雾化；③鼻咽通气道可用于清醒、半昏迷或意识丧失的患儿；④只有当患儿昏迷、咽反射消失时，才应置入口咽通气道。

4. 呼吸支持

（1）氧疗：改善低氧血症。在准备插管的过程中，应通过非再吸入性面罩或其他高浓度装置提供100%氧气（供氧系统类型见表1-20）。通过脉搏血氧测定来监测氧合情况。

表 1-20　供氧系统类型

供氧系统	装置	供氧类型
低流量氧气	鼻氧管	氧流量在 0.25~4L/min，提供吸氧浓度在 22%~40%，FiO_2=21+4× 氧流量（L/min）
	简单的氧气面罩	氧流量 6~10L/min，提供吸氧浓度在 35%~60%
高流量氧气	带贮气囊的非再吸入性面罩	氧流量达 10~15L/min 时，可提供吸氧浓度 95%
	高流量鼻氧管	对于婴儿，氧流量可为 4~8L/min，对于青少年，该流量可达 40L/min 或更高；可根据需要调整所需氧浓度

注．FiO_2．吸入氧浓度。

（2）无创通气：持续气道正压通气（continuous positive airway pressure，CPAP）。临床上出现以下情况时可使用 CPAP：轻至中度呼吸困难，即存在呼吸急促、发绀、三凹征和 / 或鼻翼扇动等呼吸做功增加表现；pH 值 <7.35，$PaCO_2$>45mmHg；鼻导管吸氧下氧流量大于 4L/min，PaO_2≤60mmHg 或经皮血氧饱和度 <94%；PaO_2/FiO_2 比值小于 250mmHg。使用前清除患儿鼻腔分泌物，正确放置鼻塞、鼻罩或面罩，初始压力为 4~6cmH_2O，根据需要，压力每次上调 1~2cmH_2O，一般不超过 10cmH_2O，原则上用保持

$PaO_2 \geqslant 60mmHg$ 的最低压力。理论上，CPAP 气流量为每分钟通气量的 4 倍，婴儿为 6~12L/min，儿童为 10~20L/min。根据肺部氧合情况调节氧浓度。

（3）气管插管：推荐使用带套囊气管内插管。2~10 岁儿童气管插管内插管估算尺寸及插管深度：①无套囊气管插管内插管尺寸（mm i.d.）=（年龄 /4）+4；②有套囊气管插管内插管尺寸（mm i.d.）=（年龄 /4）+3.5（典型的套囊充气压应 <25cmH_2O）；③气管插管深度（cm）= 年龄 /2+12。

（4）机械通气：小儿急性呼吸衰竭机械通气指征尚无统一标准，但经高浓度氧不能改善低氧血症时应尽早进行机械通气（表 1-21）。目前主张采用肺保护性通气策略。

表 1-21　常频通气呼吸机参数设置

参数	推荐初始参数	推荐最大参数
潮气量	6~10ml/kg	10ml/kg
吸气平台压	新生儿 18~22cmH_2O 婴儿和儿童 16~18cmH_2O 青少年 18~25cmH_2O	28cmH_2O 严重时 ≤32cmH_2O
PEEP	3~5cmH_2O	10cmH_2O
呼吸频率	新生儿 30~40 次 /min 婴儿 20~30 次 /min 儿童 15~20 次 /min 青少年 12~20 次 /min	30~40 次 /min
吸气时间	0.4~1.2s	1.5s
I/E 比值	（1∶3）~（1∶5）	>1∶3

（5）高频振荡通气：对于常频通气平台压超过 28cmH_2O 的中至重度儿童急性呼吸窘迫综合征患者推荐使用高频振荡通气（high frequency oscillation

ventilation,HFOV)。预设平均气道压一般较常频高
2~6cmH$_2$O。

5. **液体管理及营养支持**   关键的干预措施包
括监测心率和节律,以及建立血管通路给予容量复
苏和/或复苏药物。纠正酸碱失衡。使用血管活性
药物。

6. **体外膜氧合**   部分危重患儿可能需要体外
膜氧合支持。

（王长燕）

参考文献

王天有, 申昆玲, 沈颖, 等. 诸福棠实用儿科学. 9 版. 北
京: 人民卫生出版社, 2022.

第二十八节   急性肾功能不全

【概述】

急性肾功能不全,又称急性肾损伤,是指多种原
因引起的肾脏生理功能急剧下降甚至丧失,导致代
谢产物堆积,血尿素氮和肌酐升高,并引起水、电解
质紊乱及急性尿毒症症状。大多数患者有少尿或无
尿。急性肾损伤的分期标准可参考表 1-22。

【临床评估】

1. **询问病史**   是否有腹泻、脱水、失血、尿色异
常,心脏、肾脏、代谢、免疫疾病病史,运动、创伤、手
术史,特殊用药史,泌尿系统结石病史等。

表 1-22 改善全球肾脏病预后组织
急性肾损伤分期标准（2012 年）

分期	血肌酐	尿量
1 期	增加 ≥26.5μmol/L 或增至基线值的 1.5~1.9 倍	<0.5ml/(kg·h)，持续 6~12 小时
2 期	增至基线值的 2.0~2.9 倍	<0.5ml/(kg·h)，≥12 小时
3 期	增至>基线值的 3 倍或升高值 ≥354μmol/L，或开始肾替代治疗，或<18 岁患儿估算的肾小球滤过率(eGFR)<35ml/(min·1.73m²)	<0.3ml/(kg·h)，持续 ≥24 小时，或无尿 ≥12 小时

2. 快速查体

（1）生命体征：发热患儿需排查感染、脓毒症可能。心率增快可见于脱水、低血容量。高血压可提示急性肾小球肾炎、容量过负荷；低血压需注意评估休克。

（2）皮肤黏膜、肢体末端：黏膜干燥、缺少眼泪和毛细血管再充盈不良可提示脱水、灌注不良。水肿提示肾病综合征或心力衰竭。皮疹可提示过敏性紫癜、血小板减少性紫癜(thrombocytopenic purpura，TTP)、过敏药物反应或系统性红斑狼疮。

（3）肺、心：肺部啰音可提示心力衰竭或容量过负荷。第三心音(S_3)提示心力衰竭。杂音可能提示先天性心脏病伴心力衰竭或栓子。新发杂音提示心内膜炎伴有肾炎。

（4）腹部、会阴：腹水可提示肾病综合征、肝衰竭或心力衰竭。膨胀的膀胱或肿块、外生殖器畸形或损伤需排查泌尿系统梗阻。

3. 辅助检查

(1) 尿常规:镜下发现大量红细胞需排查结石、肾静脉栓塞;白细胞可提示泌尿系统感染,嗜酸性粒细胞可见于肾间质病变,颗粒管型可见于急性肾小管坏死。

(2) 血生化:对于识别与肾衰竭相关的电解质异常至关重要,包括低钠血症、高钠血症、高钾血症、低碳酸氢盐(代谢性酸中毒)、高磷血症和低钙血症。如果尿素氮和肌酐升高,尿素氮/肌酐比值>(20~30):1,表明可能存在肾前性病因、梗阻、胃肠道出血或分解代谢状态;比值<(10~15):1,更可能为肾内原因。由于儿童的基线肌酐水平较低,比率变化的诊断意义有限。

(3) 超声:泌尿系统超声是安全且高效的检查,无须使用造影剂。有助于识别肾结石,评估膀胱的大小和厚度,并找到梗阻部位;也能很好地估计肾脏的大小和解剖结构。多普勒超声还可用于评估肾动脉和静脉的血流。如果肾衰竭的原因是肾后性或梗阻性的,通常会出现明显的肾积水,但当患儿脱水时,肾积水可能不存在或不太明显。

(4) 泌尿系统 X 线:能快速定位结石并排查一些胃肠道相关的病变。

(5) CT、MRI:CT 在评估创伤后的患儿、识别肾结石及观察肾动脉和静脉方面最有用,但应尽量避免使用造影剂。MRI 或 MRI 血管造影可用于评估肾血管系统。

(6) 胸部 X 线:用于评估心脏大小、肺水肿和肺部表现,以评估整体液体状态。

(7) 心电图:警惕高钾血症引起的心电改变。

(8) 超声心动图:评估左心室功能、心包积液等影响心排血量的因素。

（9）肾活检：适用于病因不明、持续时间长的肾衰竭，或怀疑快速进展性肾炎或血管炎。

【鉴别诊断】

1. 肾前性氮质血症

（1）容量不足：胃肠道丢失液体、大量失血等。

（2）循环容量相对不足：脓毒症、外科手术后、创伤后、肝肾综合征、肾病综合征等。

（3）心排血量不足：心肌梗死、心搏骤停、心包积液、心脏术后等。

2. 肾脏疾病

（1）肾血管病变：血栓性微血管病如溶血尿毒综合征，血管炎如结节性多动脉炎、IgA 血管炎，系统性硬化症，肾动、静脉栓塞等。

（2）肾小球肾炎：感染后肾小球肾炎、膜增生性肾小球肾炎、急进性肾小球肾炎、肺出血肾炎综合征等。

（3）急性间质性肾炎：药物，肿瘤侵袭，感染播散等。

（4）肾小管系统病变：缺血缺氧性肾小管坏死，药物相关肾毒性损伤，尿酸、肌红蛋白、血红蛋白阻塞，草酸盐沉淀等。

3. 肾后性尿路梗阻

（1）先天性：尿路发育畸形、肾盂输尿管连接部梗阻、输尿管膀胱交界处梗阻、膀胱出口狭窄等。

（2）获得性：泌尿系统结石、尿路栓塞、尿路肿瘤、外部病灶压迫等。

【值班处理】

1. **纠正可逆病因**　如容量复苏、抗感染、解除梗阻、停用肾毒性药物等。

2. **维持水、电解质、酸碱平衡**

(1)少尿期：易出现水负荷过重，导致肺水肿、心力衰竭、脑水肿等，补液应严格计算出入量，如出现急性心力衰竭，需考虑血液净化治疗。

(2)高钾血症：血钾>6.0mmol/L 时需监测心电图。紧急处理方法为 10% 葡萄糖酸钙缓慢静脉注射；葡萄糖加胰岛素静脉滴注；促排钾利尿。以上措施无明显改善时需血液净化治疗。

(3)低钠血症：血钠<120mmol/L 时需警惕脑水肿、惊厥发作、中枢神经系统损伤等。可应用 3% 氯化钠溶液 4~6ml/kg，静脉滴注 2~3 小时。

(4)代谢性酸中毒：血 pH 值<7.25，或 $[HCO_3^-]$ <12mmol/L，可应用 5% 碳酸氢钠纠酸。5% 碳酸氢钠 1ml/kg 可提高 $[HCO_3^-]$ 1mmol/L。难以纠正的严重酸中毒需立即血液净化治疗。

3. **连续性血液净化治疗指征**

(1)急性肾损伤达到改善全球肾脏病预后组织（Kidney Disease：Improving Global Outcomes，KDIGO）分期 2 期及以上。

(2)液体超负荷>10% 时可进行连续性血液净化（continuous blood purification，CBP）治疗，>20% 应进行 CBP。

(3)危及生命或常规治疗无效的电解质紊乱包括高钠血症（血钠>160mmol/L）、低钠血症（血钠<115mmol/L）、高钾血症常规治疗后血钾>6.5mmol/L、难以纠正的酸中毒（pH 值<7.1 或 $[HCO_3^-]$

＜12mmol/L）。

（4）利尿剂治疗无效的肺水肿、尿毒症累及重要器官（脑病、心内膜炎）。

4. 特殊类型的急性肾损伤

（1）心肾综合征：利尿（严重水肿时因肠道水肿影响口服吸收，首选静脉利尿剂），维持心输出量及血压。

（2）肝肾综合征：补充白蛋白，维持有效循环容量。

（3）横纹肌溶解：大量补液、碱化尿液（尿 pH 值＞6.5），去除溶解病因（药物、骨筋膜室综合征等）。

（4）溶瘤综合征：预防为主，大量补液、利尿、碱化尿液，注意"三高一低"（高钾、高磷、高尿酸，低钙）。

（张天楠）

参考文献

［1］ RINALDO B, JOHN A K, CLAUDIO R. Acute kidney injury. Lancet, 2012, 380 (9843): 756-766.

［2］ PAUL M P, KATHLEEN D L, PATRICK D B, et al. KDOQI US commentary on the 2012 KDIGO clinical practice guideline for acute kidney injury. Am J Kidney Dis, 2013, 61 (5): 649-672.

［3］ 儿童危重症连续性血液净化应用共识工作组. 连续性血液净化在儿童危重症应用的专家共识. 中华儿科杂志, 2021, 59 (5): 352-360.

第二十九节 糖尿病酮症酸中毒

【概述】

糖尿病酮症酸中毒(diabetic ketoacidosis,DKA)是 1 型糖尿病患儿出现并发症和死亡的首要原因。2 型糖尿病患儿也可发生 DKA。

【临床评估】

1. **快速询问病史** 有无夜尿、遗尿、体重减轻、恶心、呕吐、腹痛、乏力、疲劳、意识障碍、认知水平下降。

2. **临床表现** 是否存在脱水,呼吸急促、叹气样呼吸(Kussmaul's breathing)、酮味,嗜睡,心动过速。

3. **实验室检查** 血糖升高,尿酮阳性,酸中毒(pH 值<7.3,[HCO_3^-]<15mmol/L),尿素氮升高,电解质紊乱等。

4. **诊断标准**

(1)高血糖[>11mmol/L(≈200mg/dl)]。

(2)静脉血 pH 值<7.3 或血清[HCO_3^-]<15mmol/L。

(3)酮症(血 β-羟基丁酸 ≥3mmol/L)或中至大量酮尿。

【鉴别诊断】

必须区分 DKA 与高渗性高血糖状态(hyperosmolar hyperglycemic state,HHS)。HHS 是一种高

血糖急症,偶尔发生于儿科患者,大多为 2 型糖尿病青少年。HHS 患者的脱水比 DKA 患者更严重,而且处理方法不同,因此识别 HHS 很重要。HHS 特征如下。

1. 明显高血糖[血糖>600mg/dl(33.3mmol/L)]。

2. 轻微酸中毒(静脉血 pH 值>7.25 或动脉血 pH 值>7.3 且血清[HCO_3^-]>15mmol/L)。

3. 没有或仅有轻度酮症。

4. 血清渗透压明显升高(有效渗透压>320mOsm/L)。

【值班处理】

DKA 患儿处理流程见文末图 1-18。

(李蕴微)

参考文献

WOLFSDORF J I, NICOLE G, MICHAEL A, et al. Diabetic ketoacidosis and hyperglycemic hyperosmolar state: a consensus statement from the international society for pediatric and adolescent diabetes. Pediatric Diabetes, 2018.

第三十节　输血反应

【概述】

1. **血制品分类**　见表 1-23。

2. **预期效果**

(1)婴儿 / 儿童:输注 3ml/kg 浓缩红细胞可提高 3% 红细胞压积或 1g/dl 血红蛋白。

表 1-23　血制品分类

血制品	含量	指征	剂量	禁忌证
浓缩红细胞	250ml/U	红细胞压积（HCT）<20%~25%或有症状	10~15ml/kg，输注 3~4 小时	
单采血小板	5×10¹⁰Plts/U	血小板减少的活动性出血者或血小板减少者进行侵入性操作前预防性输注	新生儿L:10~15ml/kg婴儿:2U儿童:2~4U	TTP，HUS，HIT
新鲜冰冻血浆	含所有凝血因子，一般 100~200ml/袋	凝血因子缺乏继发出血严重肝脏疾病拮抗华法林或弥散性血管内凝血	10~15ml/kg	
冷沉淀	80~120U/袋含Ⅷ因子 80~120U；ⅩⅢ因子 50U；纤维蛋白原 250mg	纤维蛋白原缺乏或功能障碍	1 袋 /5kg	因不能采取灭活病毒所以属于高风险制品
Ⅶa 因子	1mg/ 支；2mg/ 支；5mg/ 支	有抗体的血友病Ⅷ因子缺乏肝脏疾病	90μg/kg	

注：TTP. 血栓性血小板减少性紫癜；HUS. 溶血尿毒综合征；HIT. 肝素诱导血小板减少。

(2) 血小板：$1U/m^2$ 血小板可使血小板计数增加 $(12.5\sim25.0) \times 10^9/L$。

(3) 对血制品进行白细胞滤过可减少同种异体免疫风险和预防输血相关发热反应。

(4) 对于患有恶性病接受化疗的患儿，新生儿或有严重免疫缺陷的患儿，应给予辐照以预防输血相关移植物抗宿主病（graft versus host disease，GVHD）。

【输血反应及处理】

1. 急性溶血反应　不匹配血输注时的反应。

(1) 症状：发热、胸痛、腹/背痛、低血压、颜面潮红、恶心、呼吸急促、焦虑，可进展为弥散性血管内凝血及肾衰竭。

(2) 处理：立刻停止输血，血压支持，重新配血，查尿常规。

2. 输血过敏反应　可能由 IgE 介导的对血制品中所含蛋白的速发反应或延迟反应。

(1) 症状：速发或迟发。有过敏反应的表现，如荨麻疹等。

(2) 处理：立即停止输血，给予苯海拉明。如发生气道痉挛则给予肾上腺素。

(3) 注意：如患儿有输血反应史，应提前给予苯海拉明及对乙酰氨基酚；如无输血反应史则不需要预防性用药。

3. 非溶血性输血发热反应

(1) 定义：受血者对输血中的白细胞和/或细胞因子产生的免疫反应。

(2) 症状：面色潮红、发热、皮疹。

(3) 处理：停止输血直到可除外过敏反应及溶血

反应。预先白细胞过滤能降低发生风险。

（李蕴微）

参考文献

[1] STRONCEK D D F, REBULLA P. Platelet transfusions. Lancet, 2007, 370 (9585): 427-438.

[2] KLEIN H G, SPAHN D R, CARSON J L. Red blood cell transfusion in clinical practice. Lancet, 2007, 370 (9585): 415-426.

[3] LACROIX J, HÉBER T, PAUL C, et al. Transfusion strategies for patients in pediatric intensive care units. New England Journal of Medicine, 2007, 356 (16): 1609-1619.

第二章 异常辅助检查结果与处理

第一节 血小板减少

【概述】

血小板减少定义为血小板计数低于 150×10^9/L。儿童血小板计数正常范围为 $(150 \sim 450) \times 10^9$/L。通常血小板计数低于 50×10^9/L 时,才会出现仅因血小板减少而引起的手术出血,低于 20×10^9/L 时,才会出现自发性出血。

【临床评估】

1. **询问病史**

(1)目前或既往有无出血症状,出血症状的持续时间和发作情况,如是否有自发性瘀斑、鼻出血(包括持续时间和频率)、血便、血尿、牙龈出血、女性月经过多和子宫出血。

(2)全身性症状,如发热、骨痛、体重减轻等,提示全身性疾病可能,如恶性肿瘤或自身免疫性疾病。

(3)既往有无血小板减少病史,如有则提示可能为先天性或慢性疾病,无既往病史则提示可能为获得性疾病。

(4)有无前驱症状。免疫性血小板减少症(immune thrombocytopenia,ITP)与病毒感染有关。麻疹-腮腺炎-风疹三联疫苗免疫接种后可发生 ITP。腹痛、腹泻提示志贺毒素相关性溶血尿毒综合征的可能性。

(5)用药史:很多药物可能会降低血小板计数,包括化疗药物、肝素及某些抗癫痫药和抗生素。

(6)基础疾病:核查有无任何可能与血小板减少相关的基础疾病,包括肿瘤、脓毒症、先天性心脏病、自身免疫性疾病、肝病或脾功能亢进。

(7)家族史:如湿疹-血小板减少-免疫缺陷综合征(Wiskott-Aldrich syndrome,WAS)或非肌性肌球蛋白重链基因(MYH9)突变相关性疾病家族史。白血病或血小板减少家族史可能提示白血病的家族性倾向。

(8)其他:发热、脾大和近期有地方性流行病区旅行史的儿童应考虑疟疾。挑食或吸收不良疾病的儿童可能存在引起血小板减少的营养缺乏,如铁、维生素 B_{12} 或叶酸缺乏,除血小板减少外,通常还有全血细胞计数异常。

2. 体格检查

(1)详细评估并记录出血程度。

(2)可能为血小板减少基础病因提供线索的其他体格检查:身材矮小是遗传性骨髓衰竭综合征的常见表现。淋巴结肿大提示恶性肿瘤可能。感音神经性聋合并巨大血小板减少症提示 MYH9 相关疾病的可能。脾大可引起血小板减少,脾大的病因包括白血病、淋巴瘤、伴门静脉高压症的慢性肝病及病毒感染等。关节肿胀可见于自身免疫性疾病。骨骼异常可能提示血小板减少相关的特定综合征,如桡骨缺如可见于血小板减少伴桡骨缺如(thrombocy-topenia and absent radii，TAR)的患者，拇指畸形可见于范科尼贫血的患者。与血小板减少特定潜在病因可能有关的皮肤表现包括湿疹(即 WAS)、色素和甲营养不良性改变(即先天性角化不良)、咖啡牛奶斑(即范科尼贫血)和某些血管肿瘤(如血管瘤-血小板减少性紫癜综合征)。

3. **实验室评估**　全血细胞计数和外周血涂片评估，前者包括血小板计数和平均血小板体积(mean platelet volume，MPV)；后者包括血小板数量、血小板形态和有无血小板凝集，且评估是否伴有白细胞和红细胞异常。根据收集的病史、体格检查及初步检验结果，安排感染、肿瘤及免疫等相关的病因学检查。

【值班处理】

1. **一般措施**　限制活动，避免有创伤风险的活动。血小板计数<30×10^9/L 的患儿避免接触性和碰撞性运动。避免应用抗血小板和抗凝药物，避免有创操作。饮食以软食及流食为主。

2. 发生致命性出血时需要立即干预，如颅内出血、胃肠道出血伴血流动力学不稳定、肺出血伴心肺功能损害。联合治疗如下。

(1) 血小板输注：剂量为 10~30ml/kg，输注后应在 10~20 分钟内立即评估血小板计数。此后需频繁、连续测定血小板，以确保患儿维持能止血的血小板计数水平，以及指导其他治疗。ITP 患儿的血小板破坏很快，因此抢救输血时需要输注大于正常剂量的血小板(非危及生命的情况不首选血小板输注)。

(2)一些重度颅内高压的患儿需要降低颅内压，如使用甘露醇、高渗盐水或颅骨切除术。

3. **治疗原发病** 需针对基础病因行相关治疗。例如，ITP 患儿发生致命性严重出血时，可静脉输注免疫球蛋白和 / 或甲泼尼龙减少血小板破坏。甲泼尼龙 10~30mg/（kg·d），最大剂量 1g，持续 3 天；静脉用免疫球蛋白 1g/（kg·d），持续 2~3 天。

（丁 娟）

参考文献

［1］王天有, 申昆玲, 沈颖, 等. 诸福棠实用儿科学. 9 版. 北京: 人民卫生出版社, 2022.

［2］Paul L. Marino. Marino ICU 诊疗学, 孙运波, 译. 4 版. 北京: 中国科学技术出版社, 2017.

［3］CHARLES A P, LEONARD G G. On call pediatrics. New York: McGraw-Hill, 2005.

第二节 贫 血

【概述】

贫血是指单位体积血液中红细胞、血红蛋白和红细胞压积低于正常值，或其中一项明显低于正常。根据血红蛋白和红细胞数量减低程度分为轻、中、重和极重度。

轻度：血红蛋白 >90~120g/L（6 岁以上），>90~110g/L（6 岁以下）；红细胞（3~4）× 10^{12}/L。

中度：血红蛋白 60~90g/L；红细胞（2~3）× 10^{12}/L。

重度：血红蛋白 30~59g/L；红细胞 $(1~2) \times 10^{12}$/L。

极重度：血红蛋白 <30g/L；红细胞 <1×10^{12}/L。

【临床评估】

1. **病史采集**　首先进行全面的病史采集，包括症状、既往史、家族史、饮食史和发育史，这可能为贫血病因提供重要线索。

(1) 症状：有助于阐明贫血的严重程度和急慢性，还可识别失血或有溶血病因的患者。

1) 贫血所致症状：常见症状包括嗜睡、心动过速和皮肤黏膜苍白。婴儿可能表现为易激惹和经口摄入不良。慢性贫血患儿可能仅有少数症状或没有症状。

2) 溶血症状：包括尿色改变、巩膜黄染或黄疸，可能提示存在溶血性疾病。溶血发作仅见于男性家族成员时，可能提示存在性染色体连锁疾病，如葡萄糖-6-磷酸脱氢酶缺乏症。

3) 出血症状：应询问有无出血症状，如便血、血尿等，还应确定患儿有无炎症性肠病、乳糜泻、肠息肉、结直肠癌、遗传性出血性毛细血管扩张症、血管性血友病、血小板异常或血友病的个人史或家族史。严重或反复鼻出血也可能导致失血性及缺铁性贫血。对于青少年女性，应询问月经史，包括出血持续时间和出血量。

4) 异食癖：指强烈渴望进食非食用物质，与缺铁密切相关，应评估该症状。幼儿的异食癖可能表现为渴望吃泥土、石头和纸张。在青少年中，渴望吃冰（即食冰癖）更常见。

(2) 既往史：既往史的重点在于描述贫血的既往发作和识别基础疾病。

1)出生史:包括胎龄、新生儿期黄疸和/或贫血病史,并回顾新生儿筛查的结果。

2)贫血史:应回顾既往全血细胞计数(complete blood count,CBC)结果,若曾有贫血发作则应描述其特征,包括持续时间、病因、治疗和缓解情况。既往贫血发作提示遗传性疾病,而在之前证实 CBC 正常的患儿中,贫血则提示获得性病因。某些异常血红蛋白病(如血红蛋白 E 或地中海贫血)患儿可能因被误诊为缺铁性贫血,而有多次治疗的病史。

3)基础疾病。

(3)药物和毒素暴露:应询问当前和过去的用药情况,并特别留意可能导致溶血的氧化剂,尤其是对于有基础葡萄糖-6-磷酸脱氢酶缺乏症的患儿,包括氟喹诺酮类、氨苯砜、呋喃妥因和磺酰脲类等药物,以及蚕豆等食物。应寻找有无可能的环境毒素暴露,包括铅暴露和井水中的硝酸盐暴露。

(4)家族史:询问有无黄疸、胆结石或脾大的家庭成员,询问家庭成员是否进行过胆囊切除术或脾切除术,可能有助于识别其他遗传性溶血性贫血。

(5)饮食史:重点在于评估铁摄入,其次是叶酸和维生素 B_{12} 摄入。询问婴幼儿喂养方式、膳食类型、配方奶粉类型(是否强化铁)和停用配方奶粉或断奶时婴儿的年龄。纯羊奶喂养的婴儿和儿童,可因叶酸缺乏而发生贫血。未充分补铁的纯母乳喂养婴儿可能在 9~12 月龄的初次筛查时被发现贫血,而使用强化铁配方奶粉至 12 月龄的婴儿在初次筛查时不太可能贫血,但在过渡为食用牛奶后,可能在 1 岁期间有缺铁风险。存在异食癖可能提示铅中毒和/或铁缺乏。对于大龄儿童和青少年,需询问有无特殊饮食习惯(如素食或严格素食)、垃圾食品摄入情况和挑食习惯。

(6)发育史：询问儿童发育里程碑。发育迟缓可能与缺铁、铅中毒、维生素 B_{12}/叶酸缺乏及范科尼贫血相关。

2. 体格检查　体格检查也可为贫血病因提供重要线索。尤其要针对性检查皮肤、眼、口、面容、手、胸部和腹部。观察结膜、手掌和甲床等评估是否有皮肤黏膜苍白。因溶血导致贫血的患儿可能表现出红细胞破坏增加的体征，如巩膜黄染、黄疸及肝脾大等。

3. 实验室评估　包括全血细胞计数(红细胞指数、白细胞计数和血小板计数、网织红细胞绝对计数)及外周血涂片检查。

(1)全血细胞计数可提供红细胞和其他细胞(白细胞和血小板)的信息，应评估三系细胞有无异常。

1)红细胞指数是评估贫血患儿的必要内容，包括：①平均红细胞容积(MCV)，代表血样中各红细胞体积的平均值(单位为 fl)。MCV 的正常值根据年龄而异，记忆年龄相应 MCV 值正常下限的一个有用的经验法是 MCV 下限 = 年龄 +70。MCV 是最有用的红细胞参数，可用于贫血分类：小细胞性贫血(MCV ≤ 第 2.5 百分位数)、正细胞性贫血或大细胞性贫血(MCV ≥ 第 97.5 百分位数)。由于网织红细胞的 MCV 大于成熟红细胞，所以在红细胞其他方面正常的情况下，网织红细胞增多程度明显的患儿可能存在 MCV 升高。②红细胞分布宽度(red cell distribution width, RDW)是血样中红细胞体积差异性的量化指标。RDW 正常值随年龄变化极小，通常为 12%~14%。③平均红细胞血红蛋白浓度(mean corpuscular hemoglobin concentration, MCHC)

是一个计算出的指数(MCHC= 血红蛋白浓度 / 红细胞压积),表示每 100ml 红细胞中所含血红蛋白的质量(g)。MCHC 可量化评估红细胞低色素性(MCHC ≤ 32g/dl)或高色素性(≥ 35g/dl)的程度。

2)白细胞计数和血小板计数:其他细胞系可能为发现贫血的潜在病因提供线索。白细胞增多(总白细胞计数高)提示感染性病因或急性白血病。多分叶核中性粒细胞提示维生素 B_{12} 缺乏。血小板增多(血小板计数高)是缺铁的常见表现,也常常是感染和其他炎性疾病(尤其是川崎病)所致急性期反应的表现。白细胞减少、中性粒细胞减少和 / 或血小板减少可能预示骨髓功能异常或外周血细胞破坏增加。骨髓抑制 / 衰竭的原因包括药物或毒素、营养缺乏(如叶酸或维生素 B_{12} 缺乏,偶有铁缺乏)、急性白血病或再生障碍性贫血。外周血细胞破坏增加的原因可能是脾功能亢进,微血管病性溶血性贫血(如溶血尿毒综合征)或自身免疫性疾病(系统性红斑狼疮、伊文思综合征、自身免疫性淋巴细胞增生性疾病)。

3)网织红细胞绝对计数(absolute reticulocyte count,ARC):网织红细胞是循环中最年轻的红细胞。一般将网织红细胞报告为在红细胞群中所占的百分比。对于贫血患儿,解读网织红细胞百分比时必须考虑到红细胞数量减少。最为简单的方法是计算 ARC。贫血伴高 ARC 提示对溶血或失血的红细胞生成反应活跃,贫血伴低或正常 ARC 提示红细胞生成不足(即骨髓对贫血的反应减弱)。

(2)外周血涂片检查:检查外周血涂片是所有贫血评估中的一个重要部分。应注意红细胞大小、中央淡染区、碎裂细胞、镰状细胞、球形红细胞、口形红细胞、笔形异形红细胞(pencil poikilocytes)等。还应观察患儿白细胞的外观：循环中性粒细胞增多，尤其是杆状核粒细胞增多或中毒性改变，或存在不典型淋巴细胞，提示可能有感染性或炎症性疾病；多分叶核中性粒细胞提示维生素 B_{12} 或叶酸缺乏；存在早期白细胞(如原始细胞)伴贫血应考虑到白血病或淋巴瘤。

【鉴别诊断】

根据红细胞大小(即 MCV)和骨髓的生理性反应(即网织红细胞反应)，可对贫血进行分类。采用这些分类体系来评估贫血患儿有助于进一步缩小可能的诊断范围。

1. **小细胞性贫血**　指贫血伴低 MCV，即患儿 MCV ≤ 同年龄、同性别人群的第 2.5 百分位数。儿童中小细胞性贫血的最常见原因为铁缺乏和地中海贫血。RDW 有助于区分铁缺乏与地中海贫血。红细胞大小不均(高 RDW)是缺铁的典型表现，而地中海贫血患者的 RDW 一般正常(但也可出现 RDW 升高)。

2. **正细胞性贫血**　指贫血伴正常 MCV，即介于同年龄、同性别人群的第 2.5 百分位数与第 97.5 百分位数之间。常见原因包括溶血性贫血、失血、感染、药物和慢性病性贫血，其他原因包括甲状腺功能减退和慢性肾脏病。

3. **大细胞性贫血**　指贫血伴高 MCV，即 ≥ 同年龄、同性别人群的第 97.5 百分位数。儿童大红细胞症最常见的原因是暴露于某些药物(如抗癫痫药、齐多夫定和免疫抑制剂)。其他原因包括维生素 B_{12} 或叶酸缺乏、肝病、先天性纯红细胞再生障碍、甲状腺功能减退和再生障碍性贫血。单纯大红细胞症还常发生于唐氏综合征患儿。

4. ARC 尤其有助于评估正细胞性贫血患儿。ARC 高(>3%)反映了对失血或溶血的红细胞生成反应活跃。常见原因包括出血、自身免疫性溶血性贫血、细胞膜病(如遗传性球形红细胞增多症)、酶缺乏(如葡萄糖 -6- 磷酸脱氢酶缺乏症)、异常血红蛋白病(如镰状细胞病)及微血管病性溶血性贫血(如溶血尿毒综合征)。ARC 低或正常反映了红细胞生成不足(即骨髓对贫血的反应减弱)。骨髓反应不充分的原因包括感染、铅中毒、再生不良性贫血、儿童期暂时性红细胞减少、先天性纯红细胞再生障碍(通常表现为大细胞性贫血)、肾病,及药物(如顺铂可造成单纯红细胞生成抑制,但大多数可减少红细胞生成的药物还会影响其他细胞系)。

此外,急性失血早期,骨髓尚未引起足够的网织红细胞反应(通常需要 1 周左右),可出现贫血伴有 ARC 偏低。

【值班处理】

1. **病因治疗** 例如,缺乏造血原料的患儿补充造血原料。缺铁性贫血患儿,口服铁剂,元素铁 4~6mg/(kg·d),血红蛋白和红细胞达正常水平后继续用药 6~8 周。对单纯由于营养缺乏导致的巨幼细胞贫血,可用维生素 B_{12},500~1 000μg 肌内注射 1 次;对维生素 B_{12} 治疗反应较差者,可改用叶酸。

2. **输血** 重度贫血、合并严重感染或急需外科手术是输血的适应证。对于血红蛋白 30g/L 以下者,需立即输血,但要少量多次;或输入浓缩红细胞,每次 2~3ml/kg。输血速度过快、量过大可导致心力衰竭,需予以重视。

(丁 娟)

参考文献

[1] 王天有, 申昆玲, 沈颖, 等. 诸福棠实用儿科学. 9 版. 北京: 人民卫生出版社, 2022.

[2] Paul L. Marino. Marino ICU 诊疗学, 孙运波, 译. 4 版. 北京: 中国科学技术出版社, 2017.

[3] CHARLES A P, LEONARD G G. On call pediatrics. New York: McGraw-Hill, 2005.

第三节 中性粒细胞减少

【概述】

1. **定义** 中性粒细胞绝对计数(absolute neutrophil count, ANC)$<1.5 \times 10^9$/L 称为中性粒细胞减少。$(1.0 \sim <1.5) \times 10^9$/L 为轻度;$(0.5 \sim <1.0) \times 10^9$/L 为中度;$<0.5 \times 10^9$/L 为重度,称为中性粒细胞缺乏,感染风险高。

需注意,不同年龄段 ANC 正常值下限不同,>1 岁为 1.5×10^9/L;2 周 ~ 6 个月为 1×10^9/L,<2 周变异度较高。

2. **病因** 中性粒细胞减少可为获得性或先天性。感染、药物和免疫疾病是最常见的获得性原因,而先天性病因罕见且大多局限于婴儿和儿童。患儿的危险程度取决于病因、骨髓状态和中性粒细胞绝对值。

3. 危险分层　见表 2-1。

表 2-1　中性粒细胞缺乏伴发热患者的危险分层

危险度	判断
高危	符合以下任何一项者 (1) 严重中性粒细胞缺乏($<0.1 \times 10^9/L$)或预计中性粒细胞缺乏持续>7 天 (2) 有以下任何一种临床合并症(包括但不限于):①血流动力学不稳定;②口腔或胃肠道黏膜炎(吞咽困难);③胃肠道症状(腹痛、恶心、呕吐、腹泻);④新发的神经系统病变或精神症状;⑤血管内导管感染(尤其是导管腔道感染);⑥新发的肺部浸润或低氧血症或有潜在的慢性肺部疾病 (3) 肝功能不全(转氨酶水平>5 倍正常值上限)或肾功能不全(肌酐清除率<30ml/min)
低危	预计中性粒细胞缺乏在 7 天内消失,无活动性合并症,同时肝肾功能正常或损害较轻且稳定

【临床评估】

1. 一般初始评估

(1) 病史:感染情况(特别注意口腔溃疡),先天性异常,用药史,近期患病史,中性粒细胞减少或严重感染的家族史,住院史,血液病病史。

(2) 查体:合并免疫缺陷综合征时的体格检查特点。

1) 生长和发育情况。

2) 是否存在急性或慢性中耳炎,评估听力,评估有无耳道流液和鼓膜穿孔。

3) 有无鼻部病变:鼻甲充血、鼻分泌物、鼻后滴漏。

4) 口腔病变:口腔溃疡、牙龈炎、咽部鹅卵石样病变、黏膜假丝酵母菌病。

5）肺部：咳痰、喘息性咳嗽、漏斗胸、湿啰音、哮鸣音。

6）皮肤：湿疹、皮肤肉芽肿、脓疱疮等。

7）胃肠道感染相关体征：腹痛、腹泻、腹肌紧张等。

8）泌尿系统感染相关体征：尿频、尿急、尿痛、尿道口红肿等。

（3）实验室检查：定期监测血常规（含分类及计数）。

2. **发热评估** 中性粒细胞缺乏伴发热的评估流程见图 2-1。

【值班处理】

1. 预估感染风险高可加用粒细胞集落刺激因子（granulocyte colony stimulating factor，G-CSF），轻中度粒细胞减少不推荐应用。

2. 如病情允许，停用引起粒细胞减少的药物。

3. 治疗引起粒细胞减少的原发病。

4. **粒细胞缺乏伴发热**

（1）低危患儿：口服或静脉滴注抗生素，如 2~3 天后仍未退热，或出现感染症状和体征恶化时，应重新评估经验性治疗的有效性，尽快开始广谱抗生素的治疗。

（2）高危患儿：根据危险度分层、耐药危险因素、本地及本单位致病菌流行病学调查数据等对患儿进行个体化治疗，抗菌药物需覆盖铜绿假单胞菌和其他革兰氏阴性菌。

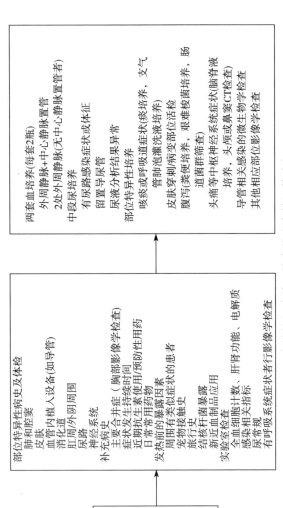

图 2-1 中性粒细胞缺乏伴发热患者的评估流程

（李蕴微）

参考文献

［1］GEORGE B S, JILL S H. Neutropenia in pediatric practice. pediatrics in review, 2008, 29 (1): 24.

［2］WALKOVICH K, BOXER L A. How to approach neutropenia in childhood. Pediatrics in Review, 2013, 34 (4): 173-184.

［3］中华医学会血液学分会, 中国医师协会血液科医师分会. 中国中性粒细胞缺乏伴发热患者抗菌药物临床应用指南 (2016 年版). 中华血液学杂志, 2016, 37 (5): 353-359.

［4］张纯. 中性粒细胞缺乏伴发热的治疗. 临床内科杂志, 2018, 035 (9): 590-592.

第四节　高钙血症

【概述】

高钙血症为离子钙>1.25mmol/L(5mg/dl) 或血清校正钙>2.63mmol/L(10.5mg/dl), 血清校正钙(mmol/L)=测定钙(mmol/L)+0.02×［40– 血清白蛋白(g/L)］。

【病因】

1. 新生儿高钙血症

(1)威廉姆斯综合征(Williams syndrome): 临床表现为主动脉瓣上狭窄、小精灵面貌、新生儿高钙血症等。

(2)新生儿甲状旁腺功能亢进: 包括与家族性低钙血症 / 高钙血症相关、与母亲血钙过低相关的自限性继发性甲状旁腺功能亢进,或罕见的家族性甲状旁腺功能亢进综合征。

(3)特发性婴儿高钙血症:与对维生素 D 敏感性升高或甲状旁腺激素相关肽增加有关。

(4)皮下脂肪坏死:与出生窒息或外伤有关,背部或受力点上有紫罗兰色皮疹或硬结。由维生素 D 或前列腺素 E 产生增加引起。

(5)药物:维生素 D 和 A、噻嗪类、前列腺素 E、钙盐等。

(6)低磷血症:在早产儿中较为常见。

(7)低磷酸盐血症:如碱性磷酸酶缺乏症。

(8)恶性肿瘤:婴幼儿中罕见。

(9)蓝色尿布综合征:临床表现为色氨酸吸收不良、肾钙质沉着、便秘、发热、生长受限、缺乏氨基酸尿。

(10)Jansen 综合征:Jansen 型干骺端软骨发育不全是一种罕见的侏儒症,可引起无症状但显著的高钙血症和低磷血症。甲状旁腺功能正常,甲状旁腺激素(parathyroid hormone,PTH)及甲状旁腺激素相关蛋白(parathyroid hormone-related protein,PTHrP)血清水平正常或偏低。这种疾病的主要缺陷为 PTH-PTHrP 受体基因突变,导致在 PTH 分泌水平正常或偏低时受体持续激活。

2. 儿童高钙血症

(1)长时间制动。

(2)恶性肿瘤:可发生于实体瘤、淋巴瘤和白血病。

(3)肉芽肿性疾病:结节病、结核病等。

(4)药物:维生素 D、维生素 A、噻嗪类、前列腺素 E、钙盐等。

(5)甲状旁腺功能亢进。

(6)家族性低尿钙性高钙血症。

（7）其他内分泌失调：甲状腺功能亢进、嗜铬细胞瘤、艾迪生病（Addison disease）。

【临床评估】

1. 立即查看生命体征是否平稳

2. 快速询问病史

（1）现病史

1）高钙相关症状：①肾脏：多尿，肾结石、肾功能不全、异位钙化等相关症状；②胃肠：厌食、恶心、呕吐、便秘，胰腺炎相关症状；③神经：无力、疲劳、谵妄、嗜睡、昏迷；④心血管：低容量、低血压、心电图异常（QT 间期缩短）等。

2）明确有无脱水等血液浓缩可能。

3）目前的用药史。

（2）既往史：既往高钙、低钙血症情况，甲状旁腺疾病病史；新生儿患者出生时有无窒息、创伤。

（3）家族史：家庭成员中是否有高钙血症、低钙血症、甲状旁腺疾病等病史。

3. 体格检查

（1）生命体征：注意血压，尤其是高血压。

（2）皮肤：观察有无受力点处红紫色印记，有无硬结、皮下脂肪坏死、皮肤钙化，有无瘙痒。

（3）淋巴结：有无肿大，是否有合并其他恶性疾病或肉芽肿性疾病的迹象。

（4）面容：有无特殊面容（如"小精灵面貌"，即眶周皮下组织饱满、眶距增宽、星状虹膜、人中长、唇红缘厚、宽嘴及小颌）。

（5）心脏：若有主动脉瓣听诊区杂音提示威廉姆斯综合征。

（6）神经肌肉：有无精神障碍、肌肉无力和反射减弱。

4. 辅助检查

（1）血钙。

（2）血磷：低血磷多提示甲状旁腺激素相关性高钙血症，高血磷常提示维生素 D 相关病因。

（3）碱性磷酸酶：在甲状旁腺功能亢进患儿中明显升高。

（4）尿素氮及肌酐：肾衰竭及脱水时明显升高。

（5）血清 PTH。

（6）维生素 D。

（7）尿钙、尿磷、尿肌酐：低尿钙提示家族性低尿钙性高钙血症可能。

【值班处理】

高钙血症处理流程见图 2-2，高钙血症急性期药物处理见表 2-2。

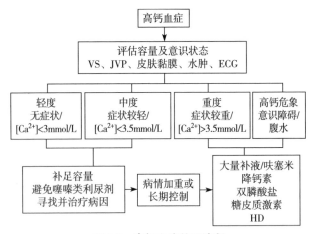

图 2-2 高钙血症处理流程

VS. 生命体征；JVP. 颈静脉压力；

ECG. 心电图；HD. 血液透析。

表 2-2　高钙血症急性期药物处理

药物	用法用量	备注
生理盐水	10~20ml/kg,i.v.gtt.	监测出入量,每日2次测量体重
呋塞米	0.5~1.0mg/kg,q.6h.,i.v.	至少每12小时监测1次电解质
降钙素	4~8IU/kg,q.12h.,i.m. 或 s.q.	可与双膦酸盐联用迅速降钙
双膦酸盐(帕米磷酸二钠)	0.4~0.5mg/kg,i.v.gtt.,输注时间>4小时	最大剂量60~90mg,不宜用于血磷正常或升高的患儿
双膦酸盐(唑来膦酸)	4mg,i.v.,注射时间>15分钟	肾衰竭时禁用
激素	甲泼尼龙 1mg/(kg·d)或氢化可的松 1mg/kg,q.6h.,i.v.gtt.	维生素D介导的高钙中效果明显
血液透析		终末期肾病,上述治疗无效时

注:i.v.. 静脉注射;i.v.gtt.. 静脉滴注;i.m.. 肌内注射;s.q.. 皮下注射;q.6h.. 每 6 小时 1 次;q.12h.. 每 12 小时 1 次。

(周 煜)

参考文献

[1] 王天有, 申昆玲, 沈颖, 等. 诸福棠实用儿科学. 9 版. 北京: 人民卫生出版社, 2022.

[2] Paul L. Marino. Marino ICU 诊疗学, 孙运波, 译. 4 版. 北京: 中国科学技术出版社, 2017.

[3] CHARLES A P, LEONARD G G. On call pediatrics. New York: McGraw-Hill, 2005.

第五节 低钙血症

【概述】

血清校正钙<2.1mmol/L(8.5mg/dl),低于1.75~1.88mmol/L(7~7.5mg/dl)时可引起惊厥或手足搐搦。对于新生儿,通常以血清总钙<2.0mmol/L(8mg/dl)或离子钙<0.9mmol/L(3.6mg/dl)为低钙血症的标准。

【病因】

1. 新生儿低钙血症

(1)早期新生儿低钙(生后4天内):早产、窒息、糖尿病母亲、先兆子痫母亲。

(2)晚期新生儿低钙:饮食中磷酸盐过多、甲状旁腺功能低下、低镁血症。

2. 儿童低钙血症

(1)甲状旁腺疾病:①甲状旁腺功能减退,甲状旁腺发育不良(22q11.2缺失综合征);②假性甲状旁腺功能减退(PTH抵抗);③钙感应异常(家族性低尿钙性高钙血症);④低镁血症。

(2)维生素D异常:①维生素D缺乏;②维生素D依赖;③肾衰竭;④范科尼综合征;⑤药物影响,如苯巴比妥、苯妥英、酮康唑。

(3)钙分布或结合异常:①溶瘤综合征:高磷、低钙及急性肾衰竭;②急性横纹肌溶解;③药物:膦甲酸、双膦酸盐、降钙素、钙螯合剂;④其他:急性胰腺炎、败血症等。

【临床评估】

1. **立即查看生命体征是否平稳**

2. **快速询问病史**

(1)现病史：①低钙相关症状：感觉异常、手足抽搐、喉痉挛、癫痫发作等；②近期用药史：利尿剂、双膦酸盐、碳酸氢钠等。

(2)既往史：既往有甲状旁腺等内分泌疾病，饮食及日光暴露情况，心脏病病史，反复感染史。对于新生儿，需询问母亲情况（妊娠糖尿病、甲状旁腺功能亢进等）、生产过程、孕周及目前营养供给状况。

(3)颈部手术史、放射史等。

3. **体格检查**

(1)生命体征：有无低血压、室性逸搏。

(2)低钙击面征（Chvostek sign）：叩击耳前面神经，出现面肌收缩。

(3)低钙束臂征（Trousseau sign）：用止血带捆绑上肢 3 分钟后出现腕痉挛。

(4)其他提示遗传病的体征：面容丑陋、听力障碍、先天性心脏病、皮肤念珠菌病、外胚层发育不良等。

4. **辅助检查**

(1)血电解质：钙、钾、磷、镁。

(2)血白蛋白。

(3)尿素氮及肌酐：评估肾功能。

(4)PTH。

(5)维生素 D。

(6)心电图：长 QT 间期或 T 波倒置。

【值班处理】

低钙血症的处理流程见图 2-3,药物处理见表 2-3。

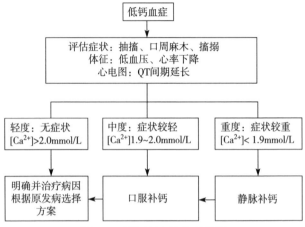

图 2-3 低钙血症的处理流程

表 2-3 低钙血症的药物处理

年龄段	药物	剂量	备注
新生儿	10% 葡萄糖酸钙	1~2ml/kg,i.v.	观察心率,速度不快于 1ml/min
	50% 硫酸镁	0.1~0.2ml/kg,i.v./i.m.,q.12~24h.	
	口服钙	50~75mg/kg,p.o.,q.d.	终末期肾病,上述治疗无效时
	维生素 D	400~2 000IU/d,p.o.,q.d.	

续表

年龄段	药物	剂量	备注
儿童	10% 葡萄糖酸钙	0.5ml/kg, i.v.	观察心率, 总量 ≤10ml, 速度不快于 1ml/min
	50% 硫酸镁	0.12ml/kg, i.v./i.m.	
	口服钙	500~1 000mg, p.o., q.d.~q.6h.	后续维持治疗
	维生素 D	800~8 000IU/d	后续维持治疗

注:q.6h.. 每 6 小时 1 次;q.12~24h.. 每 12~24 小时 1 次;q.d.. 每天 1 次;i.v.. 静脉注射;i.m.. 肌内注射。

(周 煜)

参考文献

[1] 王天有, 申昆玲, 沈颖, 等. 诸福棠实用儿科学. 9 版. 北京: 人民卫生出版社, 2022.

[2] Paul L. Marino. Marino ICU 诊疗学, 孙运波, 译. 4 版. 北京: 中国科学技术出版社, 2017.

[3] CHARLES A P, LEONARD G G. On call pediatrics. New York: McGraw-Hill, 2005.

第六节 高钾血症

【概述】

高钾血症指血清[K$^+$]≥5.5mmol/L,排除采样、溶血等因素引起的标本误差。

【病因】

1. **钾摄入过多** 肾功能良好时一般不会导致高钾,除非迅速静脉注入高浓度钾盐。

2. **钾由细胞内转移至细胞外**

(1)内分泌影响:胰岛素不足、醛固酮减少、应用 β_2 受体拮抗剂。

(2)代谢性酸中毒。

(3)组织细胞损伤。

(4)高血钾性周期性麻痹。

3. **尿排钾减少**

(1)急性肾衰竭。

(2)有效血容量减少:休克、严重脱水。

(3)肾素-血管紧张素-醛固酮系统受抑制或活性降低:尿路梗阻、应用保钾利尿剂。

(4)肾小管疾病。

【临床评估】

1. **立即听诊心律,完善心电图**

2. **快速询问病史**

(1)症状:是否有乏力、恶心、心悸、麻痹、腹胀、肌肉酸痛。

(2)近数小时内的尿量情况。

(3)含钾药物用药史。

3. **体格检查**

(1)儿童高钾初期常无明显症状、体征。

(2)心脏:严重高钾时可能诱发室性心动过速、心室颤动等,甚至心搏骤停。

(3)神经肌肉:腱反射减弱或消失。

4. 辅助检查

(1) 血、尿电解质、肌酐及血 pH 值。

(2) 心电图：①[K^+]6~7mmol/L:T 波高尖；②[K^+]7~8mmol/L:PR 间期延长、P 波低平增宽；③[K^+]>8mmol/L:QRS 波增宽，甚至心室颤动。

【值班处理】

1. **限制钾摄入,停止补钾**　尽可能停用导致血钾升高的药物。

2. **钙剂**　10% 葡萄糖酸钙 0.2~0.5ml/kg 缓慢静脉注射,如高钾心电图无改善,5 分钟后可重复 1 次。

3. **胰岛素+葡萄糖**　10% 葡萄糖溶液 5~10ml/kg+胰岛素 0.15~0.3U/kg,2 小时以上,静脉滴注,监测血糖。

4. **碳酸氢钠**　1.4% 碳酸氢钠溶液 1~2mmol/kg,5~10 分钟输入,通常 30~60 分钟起效,无酸中毒时效果不明显,肾功能不全时效果受影响(100ml 1.4% 碳酸氢钠溶液含碳酸氢钠 16.7mmol)。

5. **雾化吸入 β_2 受体激动剂**　沙丁胺醇 10~20mg,通常超过 90 分钟后起效。

6. **阳离子交换树脂**　如聚苯乙烯磺酸钠,0.25~0.5g/kg,q.6h. 或 q.12h.,口服或灌肠。

7. **利尿剂**　保证容量的情况下可应用呋塞米 1~2mg/kg。

8. **透析疗法**　[K^+]>7mmol/L 时需要考虑。

9. 对于可疑肾上腺皮质功能不全的患儿,必要时可静脉应用氢化可的松 1~2mg/kg。

(周　煜)

参考文献

[1] 王天有, 申昆玲, 沈颖, 等. 诸福棠实用儿科学. 9 版. 北京: 人民卫生出版社, 2022.

[2] Paul L. Marino. Marino ICU 诊疗学, 孙运波, 译. 4 版. 北京: 中国科学技术出版社, 2017.

[3] CHARLES A P, LEONARD G G. On call pediatrics. New York: McGraw-Hill, 2005.

第七节 低钾血症

【概述】

低钾血症指血 $[K^+]$ <3.5mmol/L。

【病因】

1. **摄入不足** 饥饿、长期使用不含钾的静脉液、进食障碍。

2. **胞内转移** 应用 β_2 受体激动剂、胰岛素, 碱中毒、低体温、糖尿病酮症酸中毒、低镁血症、再喂养综合征。

3. **肾脏丢失** 利尿剂、醛固酮过量、盐皮质激素过量、先天性肾脏疾病、肾动脉狭窄。

4. **消化道丢失** 腹泻、呕吐、瘘管。

【临床评估】

1. **一般情况** 立即查看生命体征是否平稳, 并完善心电图检查。

2. 快速询问病史

（1）现病史

1）低钾相关症状：①轻中度（2.5~3.5mmol/L）：肌无力、疲劳、抽搐、便秘、肠梗阻、多尿；②重度（<2.5mmol/L）：软瘫、反射减低、手足搐搦。

2）用药史：β_2 受体激动剂、青霉素、袢利尿剂、类固醇、泻药、氨基糖苷类和两性霉素 B 均可能导致低钾血症。

（2）既往史：既往有无低钾。

（3）家族史：家庭成员中是否有低钾。

3. 体格检查

（1）一般情况：是否有严重脱水或恶病质表现。

（2）心脏：是否是窦性节律，心率快慢。

（3）呼吸：是否有鼻翼扇动等呼吸费力的表现。

（4）腹部：肠鸣音情况，有无肠梗阻表现。

（5）神经系统：肌力及腱反射情况，是否有感觉异常。

4. 辅助检查

（1）肝肾功能、电解质。

（2）动脉血气分析。

（3）尿钾、钠、氯及尿渗透压。

（4）心电图：U 波、T 波低平，ST 压低，QT 间期延长，室性逸搏。

5. 评估流程　见图 2-4。

【值班处理】

总体原则为预防危及生命的并发症（心律失常、膈肌麻痹等），补钾，纠正潜在诱因，顽固性低钾需请相关专科科室会诊。

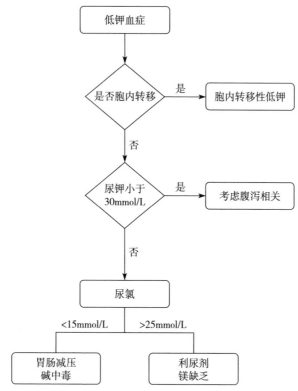

图 2-4 低钾血症的评估流程

1. **原则** 从肾脏及胃肠道丢失可立即补钾,胞内转移性低钾谨慎补钾,避免高钾。

2. **补钾药物** 一般用氯化钾,除非低镁伴较重代谢性酸中毒时选用碳酸氢钾、枸橼酸钾或葡萄糖酸钾。

3. **口服补钾** 适用于轻度低钾,常用 10% 氯化钾溶液,2~2.5ml/(kg·d),分 4~6 次。

4. **静脉补钾** 适用于重度低钾或症状严重时,静脉补液中添加氯化钾进行补钾,外周钾离子浓度不超过 0.3%,速度不超过 0.5mmol/(kg·h),最大剂量一般不超过 10mmol/h（重症监护病房患者可放宽至 20mmol/h），需密切监测、复查血钾。必要时考虑中心静脉置管进行补钾。

（周　煜）

参考文献

[1] 王天有, 申昆玲, 沈颖, 等. 诸福棠实用儿科学. 9 版. 北京: 人民卫生出版社, 2022.

[2] Paul L. Marino. Marino ICU 诊疗学, 孙运波, 译. 4 版. 北京: 中国科学技术出版社, 2017.

[3] CHARLES A P, LEONARD G G. On call pediatrics. New York: McGraw-Hill, 2005.

第八节　高钠血症

【概述】

高钠血症指血［Na^+］>150mmol/L。

【病因】

1. 钠和水均丢失，且水分丢失大于钠丢失（低张液体丢失）。

2. 只有水分丢失。

3. 钠和水均摄入，钠摄入高于水（高张液体摄入）。

【临床评估】

1. **一般情况**　判断患儿的意识、反应，监测生命体征，判断有无脱水及程度。

(1) 轻度脱水 (儿童 3%, 新生儿 5%): 脉率正常或略快, 尿量减少, 查体基本正常。

(2) 中度脱水 (儿童 6%, 新生儿 10%): 心动过速, 少尿或无尿, 眼窝及前囟下陷, 少泪, 黏膜干燥, 皮肤弹性下降, 毛细血管充盈时间延迟, 皮温下降。

(3) 重度脱水 (儿童 9%, 新生儿 15%): 脉率升高, 搏动减弱, 血压下降, 无尿, 查体脱水症状进一步加重。

2. 快速询问病史

(1) 现病史

1) 高钠相关症状: ①细胞内脱水表现: 烦渴、超高热、口腔黏膜干燥及无泪; 脑细胞脱水症状 (意识障碍、烦躁不安、颈强直), 严重时出现角弓反张、肌震颤、局部或全身抽搐。②细胞外液容量改变: 循环不良、眼窝下陷等, 通常较轻或不明显。③神经、肌肉改变: 肌张力增高、腱反射亢进等。

2) 有无多饮、多尿、烦渴等提示尿崩症、糖尿病等的表现。

3) 有无导致高钠血症的用药史: 如甘露醇、乳果糖等。

4) 过去 24~72 小时内出入量情况: 注意有无皮肤、胃肠道、肾脏等液体丢失。

(2) 既往史: 既往有无高钠, 有无头部外伤、脑部手术史及镰状细胞贫血病史, 有无肾脏疾病病史。

(3) 家族史: 家族性高钠、脱水, 尤其是男性家族成员在婴儿早期出现的相关病史 (提示先天性尿崩症)。

3. 体格检查

(1) 生命体征: 尤其是心率 (有无心动过速)。

(2)皮肤弹性、颜色及灌注情况。

(3)黏膜:有无黏膜干燥。

(4)神经系统:可能出现烦躁、嗜睡、肌肉抽搐和癫痫发作。有些婴儿的哭声尖锐、呼吸增快。口渴明显,部分患儿出现恶心。

4. 辅助检查

(1)血电解质(注意覆盖血钙、血镁、血磷)。

(2)肾功能:尿素氮 - 肌酐比值(BUN/Cr)>20∶1提示脱水;BUN/Cr<10∶1提示肾脏疾病可能。

(3)尿渗透压。

(4)禁水加压试验:仅在情况稳定、充分补液后可实施。

(5)颅脑 MRI 及 CT:有助于发现颅内占位等中枢性尿崩症病因。

5. 评估流程　见图 2-5。

【值班处理】

血钠下降速度需缓慢,建议在循环稳定后下降速度不超过 0.5mmol/L/h。

1. 低容量

(1)扩容:等张液 20ml/kg,静脉注射,30~60 分钟输注,可重复。

(2)补足缺少量。

(3)提供每日需要量及继续丢失量。

2. 钠过量

(1)减少钠的摄入。

(2)应用呋塞米利尿,注意利用低张液补足液体量。

3. 处理流程　见图 2-6。

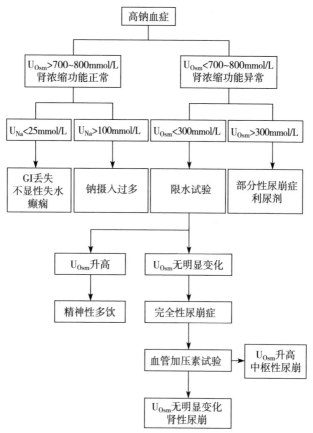

图 2-5 高钠血症病因评估流程

U_{Osm}. 尿渗透压;U_{Na}. 尿钠;GI. 胃肠道。

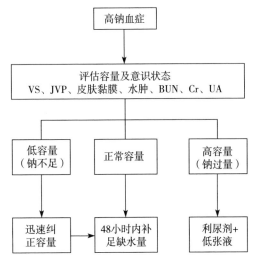

图 2-6　高钠血症处理流程

VS. 生命体征；JVP. 颈静脉压力；BUN. 尿素氮；
Cr. 肌酐；UA. 尿酸。

（周　煜）

参考文献

［1］王天有, 申昆玲, 沈颖, 等. 诸福棠实用儿科学. 9 版. 北京: 人民卫生出版社, 2022.

［2］Paul L. Marino. Marino ICU 诊疗学, 孙运波, 译. 4 版. 北京: 中国科学技术出版社, 2017.

［3］CHARLES A P, LEONARD G G. On call pediatrics. New York: McGraw-Hill, 2005.

［4］HAYCOCK G B. Hypernatraemia: diagnosis and management. Archives of Disease in Childhood-Education and Practice, 2006, 91 (1): ep8.

第九节　低钠血症

【概述】

低钠血症指血清$[Na^+]$<130mmol/L。

【病因】

1. **假性低钠血症**　当血脂和血浆蛋白显著升高时会增加血浆中非水相成分,降低测得的血钠浓度。

2. **低钠伴细胞外液容量减少**　即低渗性脱水,如呕吐、腹泻、胃肠引流或肾性失盐、长期用利尿剂、渗透性利尿等。

3. **低钠伴细胞外液容量正常或轻度增加**　见于某些少见内分泌疾病,如甲状腺功能减退、肾上腺皮质功能不全及抗利尿激素分泌失调综合征。

4. **低钠伴细胞外液容量过多**　稀释性低钠血症。

(1)水钠潴留性疾病:肾病综合征、肝硬化、充血性心力衰竭。

(2)水中毒。

【临床评估】

1. **一般情况**　立即查看生命体征是否平稳。

2. **快速询问病史**

(1)现病史

1)代谢性脑病:神志改变、惊厥、昏迷、头痛、肌肉痉挛。

2)呼吸:有无急性呼吸窘迫综合征(acute respiratory distress syndrome,ARDS)或急性呼吸暂停。

(2)既往史:近期静脉液的成分,有无肾衰竭、心力衰竭、腹水、颅内占位等疾病。

(3)家族史:家庭成员中是否有低钠。

3. 体格检查

(1)一般情况:精神状态改变,虚弱,肌肉痉挛和低血压。

(2)容量状态:检查黏膜、眼泪、毛细血管充盈时间,有无外周水肿、腹水、颈静脉扩张、心动过速、低血压和心脏杂音,评估容量状态。

4. 辅助检查

(1)电解质。

(2)血和尿渗透压,尿钠和尿肌酐。

(3)必要时完善动脉血气分析、肝功能、甲状腺功能、皮质醇水平和醛固酮水平检测。

(4)血脂及总蛋白,排除假性低钠。

【值班处理】

总体原则为避免低钠惊厥,防止升钠过快。

1. 伴有中枢神经系统症状时高渗钠的应用 3%氯化钠溶液12ml/kg可提高血钠10mmol/L,输注时间1小时以上,将血钠提高到120mmol/L以上。

2. 无明显中枢神经系统症状时,以对因治疗及容量控制/补充为主。

3. 慢性低钠血症治疗时,每日血钠提高不超过12mmol/L。

4. **低容量性低钠** 总钠缺乏 = ［含水量 × 体重（kg）］× (目标钠 – 实测钠),含水量在儿童中通常取 60%。如果患儿无症状,前 24 小时内升钠速度以 0.5mmol/(L·h) 为宜;如果有严重的中枢神经系统症状,可以在最初的 3~4 小时内以 1.5~2.0mmol/(L·h) 的速度进行补钠,或者直到中枢神经系统症状减轻,但仍要保证最初 24 小时内升钠不超过 12mmol/L。

5. **高容量性低钠** 以限水为主,可应用利尿剂。

6. **处理流程** 见图 2-7。

（周 煜）

参考文献

［1］王天有, 申昆玲, 沈颖, 等. 诸福棠实用儿科学. 9 版. 北京: 人民卫生出版社, 2022.

［2］Paul L. Marino. Marino ICU 诊疗学, 孙运波, 译. 4 版. 北京: 中国科学技术出版社, 2017.

［3］CHARLES A P, LEONARD G G. On call pediatrics. New York: McGraw-Hill, 2005.

［4］HAYCOCK G B. Hyponatraemia: diagnosis and management. Archives of Disease in Childhood-Education and Practice, 2006, 91 (2): ep37-ep41.

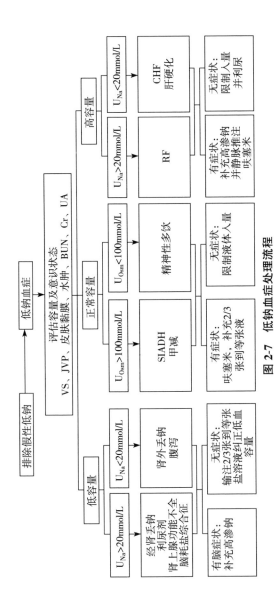

图 2-7 低钠血症处理流程

VS. 生命体征;JVP. 颈静脉压力;BUN. 尿素氮;Cr. 肌酐;UA. 尿酸;U$_{Na}$. 尿钠;U$_{Osm}$. 尿渗透压;SIADH. 抗利尿激素分泌失调综合征;RF. 肾衰竭;CHF. 充血性心力衰竭。

第十节 呼吸性酸中毒

【概述】

呼吸性酸中毒（简称呼酸）为 pH 值<7.35，且原发性动脉血二氧化碳分压（partial pressure of carbon dioxide in arterial blood，$PaCO_2$）>45mmHg。

【临床评估】

1. **快速询问病史**

（1）呼吸困难症状：喘憋等。

（2）高碳酸血症症状

1）中枢神经系统：①神志恍惚、意识障碍；②颅内血流增多、颅内压增高；③上述两者共同引起癫痫发作、昏迷甚至死亡。

2）循环系统：心肌收缩力下降，引起心律失常、心搏骤停甚至死亡。

（3）病因提示

1）呼吸道梗阻：气管异物、溺水、支气管痉挛等。

2）呼吸中枢抑制：麻醉镇静药物应用、中枢神经系统病变等。

3）呼吸肌麻痹：脊髓损伤、吉兰-巴雷综合征、重症肌无力等。

4）肺部疾病：肺炎、肺水肿、气胸、急性呼吸窘迫综合征等。

5)二氧化碳生成增加:败血症、癫痫、恶性高热等。

2. 体格检查

(1)生命体征:心率、血压。

(2)皮肤:颜色及灌注情况。

(3)神经系统:神志恍惚、烦躁、震颤、肌肉痉挛、嗜睡、昏迷及视神经乳头水肿,颅内压增高引起脑膜刺激征。

(4)呼吸系统:呼吸困难体征,如鼻翼扇动、三凹征阳性;肺部疾病体征。

(5)循环系统:心律不齐、心肌收缩力下降。

3. 辅助检查

(1)血气分析。

(2)血常规、血电解质。

(3)胸部 X 线检查明确肺部病变。

(4)颅脑影像学、腰椎穿刺联合脑脊液检查等明确中枢神经系统病变。

(5)有循环系统异常时可完善心电图。

【值班处理】

1. **重点**　去除病因,恢复有效通气。

2. **应用碱性液纠正代谢性酸中毒**

(1)指征:pH 值<7.15。

(2)目标: 每次提高 $[HCO_3^-]$ 5mmol/L(1.4% 碳酸氢钠溶液 9ml/kg)。

3. **氧疗**

(1)目的:充分改善低氧血症。

(2)方案:①起始:低流量吸氧,1~2L/min,吸入氧浓度(fraction of inspiratory oxygen,FiO_2)为 25% 左右;②目标:经皮动脉血氧饱和度(percutaneous arterial oxygen saturation SpO_2)达 90%~93%;③每

5~15 分钟增加 1 次 FiO_2。

(3)呼吸肌麻痹患儿采用无创气道正压通气。

(4)对于无创通气失败或呼吸疲劳的患儿行气管插管。

4. 部分常见病因及处理

(1)镇静剂过量:解毒剂。

(2)气道异物:取出异物。

(3)哮喘等严重支气管痉挛:雾化治疗。

(4)电解质紊乱:详见相应电解质紊乱章节。

(5)气胸、胸腔积液:胸腔穿刺引流。

(宋予晴)

参考文献

［1］王天有, 申昆玲, 沈颖, 等. 诸福棠实用儿科学. 9 版. 北京: 人民卫生出版社, 2022.

［2］CHARLES A P, LEONARD G G. On call pediatrics. New York: McGraw-Hill, 2005.

第十一节 代谢性酸中毒

【概述】

代谢性酸中毒(简称代酸)指 pH 值<7.35,且原发性［HCO_3^-］<18mmol/L。

【临床评估】

1. 一般情况 立即评估患儿精神反应情况及生命体征,完善动脉或末梢血气分析。

2. 快速询问病史

(1)代酸相关症状:轻度可无特异性临床症状;重者可出现呼吸深快,频繁呕吐,精神萎靡、嗜睡、昏迷、惊厥,心律失常、低血压;慢性代酸可有厌食、生长停滞、肌张力低下、骨质疏松等表现。

(2)病因提示:①腹泻,消化道手术史;②肾脏病史(尿量评估);③发热(皮肤花斑、湿冷);④剧烈运动,持续惊厥,缺氧(心搏骤停、窒息);⑤糖尿病病史,饥饿;⑥药物及毒物摄入史(甲醇、乙烯乙二醇、水杨酸盐)。

3. 体格检查

(1)生命体征:心率、血压。

(2)皮肤:颜色及灌注情况。

(3)神经系统:嗜睡、反应迟钝、烦躁、易激惹、精神错乱、震颤、头痛、视神经乳头水肿。

(4)呼吸系统:代偿性深快呼吸(Kussmaul 呼吸)。

(5)循环系统:心律不齐、心肌收缩力下降,对儿茶酚胺反应性下降。

(6)腹部查体:腹膜刺激征阳性,腹肌紧张。

(7)其他:呼吸异味、颈静脉怒张等。

4. 辅助检查

(1)血气分析。

(2)血电解质。

(3)血常规。

(4)血乳酸。

(5)血糖及酮体。

(6)有循环系统异常时可完善胸部 X 线、心电图检查。

5. 评估病因
根据阴离子间隙(anion gap, AG), $AG = [Na^+] - ([Cl^-] + [HCO_3^-])$,病因评估流程见图 2-8。

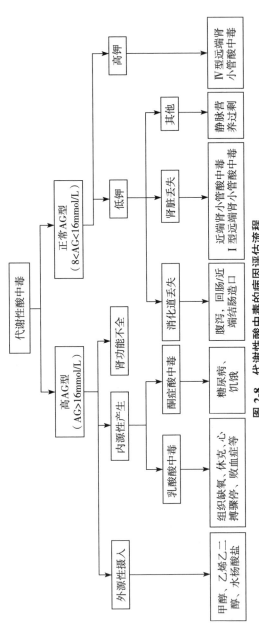

图 2-8　代谢性酸中毒的病因评估流程

【值班处理】

1. **处理重点** 纠正引起代谢性酸中毒的原发病及尽早恢复肾循环。

2. **应用碱性液纠正代谢性酸中毒**

(1) 指征:pH 值<7.2 为应用碱性液的指征。HCO_3^- 丢失过多或肾小管排 H^+ 障碍,不能产生新的 HCO_3^- 所致的代谢性酸中毒。无论何种病因,只要酸中毒严重,适当用碱性液纠正,可以争取抢救时间,以便查找病因,进一步治疗。

(2) 目标:pH 值纠正到 7.2~7.3。

(3) 计算:总 HCO_3^- 量(mmol/L)= 体重(kg)× 0.4 × (24−[HCO_3^-]),0.4 为碳酸氢盐分布体积;5% 碳酸氢钠用量(ml)= 预计改善的 BE × 0.5 × 体重(kg)。

3. **常见病因及处理** 见表 2-4。

表 2-4 代谢性酸中毒的常见病因及处理

病因	处理
腹泻	见第一章第十节腹泻
糖尿病酮症酸中毒	见第一章第二十九节糖尿病酮症酸中毒
感染性休克	识别神志改变及低灌注状态,保持气道通畅,高流量给氧,建立静脉通路
	初始复苏:静脉推注 20ml/kg 生理盐水或胶体液,总量可达 60ml/kg;纠正低血糖和低血钙
	开始抗生素治疗
	复苏无效休克:应用正性肌力药、阿托品/氯胺酮;必要时建立中心静脉通路,开放气道。冷休克可中心静脉滴注多巴胺,无效时加用肾上腺素;暖休克可中心滴注去甲肾上腺素。转入 ICU

续表

病因	处理
心源性休克	保持安静以减少耗氧量,改善机体氧供;纠正酸碱失衡,补液、纠正电解质紊乱;病因治疗;应用正性肌力药(儿茶酚胺类药物、磷酸二酯酶抑制剂、洋地黄制剂),血管扩张剂,利尿剂
低血容量性休克	气道管理,辅助供氧;控制出血;建立静脉通路 液体复苏:静脉推注20ml/kg等张晶体液,输注时间为5~10分钟,总量可达60ml/kg;纠正低血糖和电解质紊乱。接受60ml/kg等张液后仍无改善的失血性休克患儿应输血(10ml/kg),并对出血原因进行根治性治疗
急性肾功能不全	见第一章第二十八节急性肾功能不全
急性肾小管坏死	病因治疗,纠正电解质紊乱,必要时透析治疗

(宋予晴)

参考文献

[1] 王天有, 申昆玲, 沈颖, 等. 诸福棠实用儿科学. 9版. 北京: 人民卫生出版社, 2022.

[2] CHARLES A P, LEONARD G G. On call pediatrics. New York: McGraw-Hill, 2005.

第十二节　呼吸性碱中毒

【概述】

呼吸性碱中毒（简称呼碱）指 pH 值>7.45，且原发性 $PaCO_2$<35mmHg。

【临床评估】

1. 快速询问病史

（1）突出症状：深快呼吸。

（2）其他症状：口周、四肢发麻；血清游离钙下降引起手足搐搦、腱反射亢进；低碳酸血症使脑缺血，引起头晕、头痛、兴奋、幻觉、晕厥；组织缺氧引起心悸、心律失常等。

（3）病因提示：高热，甲状腺功能亢进，精神疾病（焦虑），颅内病变（感染、肿瘤、出血、外伤），药物中毒（水杨酸盐）。

2. 体格检查

（1）生命体征：呼吸、血氧饱和度、心率。

（2）一般情况：发热、嗜睡、易激惹、恶病质。

（3）呼吸系统：呼吸深快，肺部体征（呼吸音低、湿啰音、哮鸣音）。

3. 辅助检查

（1）血气分析。

（2）血常规：可能提示感染。

（3）血氨：血氨升高可刺激呼吸中枢。

（4）胸部 X 线检查：筛查肺炎。

4. **评估病因** 评估各种原因引起的过度通气。

(1)呼吸中枢:缺氧(高原反应),高代谢(高热、甲状腺功能亢进),颅内病变,药物中毒。

(2)肺脏:肺炎引起的缺氧、哮喘、肺梗死,心力衰竭引起的肺水肿。

(3)精神因素:焦虑、癔病。

(4)过度机械通气。

【值班处理】

1. **病因治疗** 呼吸性碱中毒很少威胁生命,一般无须给予酸性药物。过度机械通气的患儿予以降低频率、潮气量及气道压。

2. **对症治疗** 吸氧、镇静。

3. **可选处理方法** 短期吸入含 3%CO_2 的气体或重新吸入纸袋中的气体。

(宋予晴)

参考文献

[1] 王天有, 申昆玲, 沈颖, 等. 诸福棠实用儿科学. 9 版. 北京: 人民卫生出版社, 2022.

[2] CHARLES A P, LEONARD G G. On call pediatrics. New York: McGraw-Hill, 2005.

第十三节 代谢性碱中毒

【概述】

代谢性酸中毒(简称代酸)指 pH 值>7.45,且原

发性 $[HCO_3^-]$ >27mmol/L。

【临床评估】

1. **一般情况**　立即评估患儿的精神反应情况及生命体征,完善动脉或末梢血气分析。

2. **快速询问病史**

(1)代酸相关症状:轻症者缺乏特异性临床表现;重者可出现呼吸浅慢。合并血清游离钙离子和镁离子降低时,引起手足搐搦、腱反射亢进。

(2)病因提示

1)症状:①提示容量不足:疲乏、体位性头晕及脱水表现;②提示低钾血症:肌无力,长期低钾血症可引起多饮、多尿。

2)病史:长期呕吐或鼻胃管抽吸,应用利尿剂,外源性摄入碱性溶液(如碳酸氢钠)。

3. **体格检查**

(1)生命体征:呼吸、心率、血压。

(2)脱水表现:皮肤弹性差、眼窝凹陷、四肢末梢冷、精神萎靡。

(3)低钾表现:肌张力低下,心律失常。

(4)腹部体征:腹部包块、蠕动波可提示肥厚性幽门梗阻。

4. **辅助检查**

(1)血气分析。

(2)血电解质。

(3)尿电解质。

(4)上消化道造影:检查是否存在幽门梗阻。

(5)心电图:除外心律失常。

5. **评估病因**　通过生理盐水治疗是否有效/测定尿 Cl^- 浓度评估,病因评估流程见图2-9。

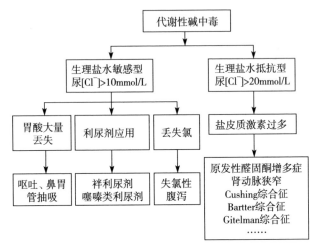

图 2-9　代谢性碱中毒的病因评估流程

【值班处理】

1. **病因治疗**　治疗引起呕吐的病因,停止使用袢利尿剂或噻嗪类利尿剂,停止外源性碱性溶液摄入。

2. **扩容(生理盐水敏感型)**　等张或 1/2~2/3 张稀释液纠正脱水。

3. **补钾(低钾血症)**　补充氯化钾。

4. **酸化治疗**　pH 值>7.55 或存在严重心律失常的患儿,在补液基础上应用 HCl 或 NH_4Cl。补氢量 = 体重(kg)$\times 0.3 \times ([HCO_3^-] - $目标$[HCO_3^-])$,$[HCO_3^-]$单位为 mmol/L。

(宋予晴)

参考文献

[1] 王天有, 申昆玲, 沈颖, 等. 诸福棠实用儿科学. 9 版. 北京: 人民卫生出版社, 2022.

[2] CHARLES A P, LEONARD G G. On call pediatrics. New York: McGraw-Hill, 2005.

第十四节　低血糖

【概述】

低血糖指新生儿(<24小时),血糖<2.2mmol/L(<40mg/dl);新生儿(>24小时)、婴儿及儿童,血糖<2.8mmol/L(<50mg/dl)。

【临床评估】

1. 一般情况　立即评估患儿的精神反应情况及生命体征,完善末梢血糖。

2. 快速询问病史

(1)低血糖相关症状

1)新生儿:常缺乏特异性症状,甚至完全无症状。相关症状有精神反应差、易激惹、异常哭闹、肌张力低下、抽搐,呼吸不规则、呼吸增快、呼吸暂停、周期性发绀,喂养困难、低体温。

2)较大婴儿及儿童:①消化系统:饥饿、恶心、呕吐、腹痛;②神经系统:头晕、头痛,焦虑、虚弱,言语困难、视物模糊,难以集中,共济失调、行为乖僻,抽搐、昏迷;③儿茶酚胺分泌过多:出汗、苍白、心动过速。

(2)病因提示

1)糖尿病病史:胰岛素过量、未进食的情况下应用胰岛素。

2)新生儿暂时性低血糖:糖尿病母亲、胎儿宫内生长受限、小于胎龄儿/大于胎龄儿、早产儿、新生儿窒息/胎儿宫内窘迫。

3)酮症性低血糖:长时间未进食、全肠外营养中断。

4)药物及毒物摄入史:摄入水杨酸盐、乙醇、口服降糖药、普萘洛尔等。

5)其他可能引起低血糖的疾病史:遗传代谢性疾病(糖原贮积症、半乳糖血症、遗传性果糖不耐受、枫糖尿症、丙酸血症、甲基丙二酸血症、遗传性酪氨酸血症、肉毒碱缺乏病),其他内分泌疾病(生长激素缺乏、肾上腺功能不全、甲状腺功能减低、垂体功能减退),肿瘤性疾病(胰岛素瘤),严重肝功能衰竭(肝炎、肝硬化),脓毒血症。

3. 体格检查

(1)气道、呼吸、循环和生命体征。

(2)神经系统查体。

(3)可能对病因有提示的体征。

1)代谢性疾病:肝大、脾大。

2)内分泌病:矮小、色素沉着、阴茎短小、睾丸未降。

3)其他:脐膨出、巨舌、偏身肥大提示贝 - 维综合征(Beckwith-Wiedemann syndrome)。

4. 辅助检查

(1)血糖:末梢血糖<60mg/dl 时,完善静脉血糖检测。

(2)血电解质、肝肾功能、血常规。

(3)尿酮体。

(4)胰岛素、皮质醇、生长激素、C 肽、甲状腺激素,乳酸、血氨。

(5)影像学检查:用于筛查可疑胰岛素瘤及其他恶性肿瘤或垂体病变者。

5. 评估病因 疑似低血糖的病因评估流程见图 2-10。

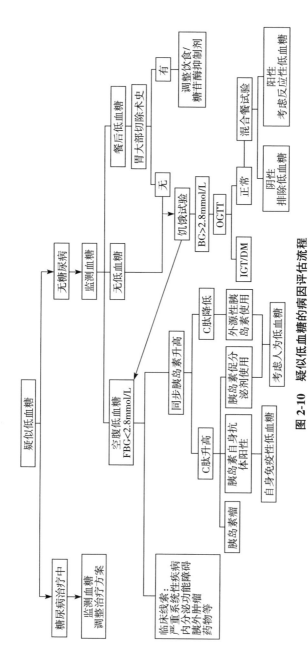

图 2-10 疑似低血糖的病因评估流程

FBG. 空腹血糖；BG. 血糖；OGTT. 口服葡萄糖耐量试验；IGT. 糖耐量减低；DM. 糖尿病。

【值班处理】

1. 补充葡萄糖

(1)目标：血糖＞3.9mmol/L（＞70mg/dl）。

(2)口服补糖：意识清醒、气道完整的患儿可经口或胃管给予苹果汁 / 橙汁。

(3)静脉输液：单次，10% 葡萄糖溶液 2ml/kg；维持剂量，10% 葡萄糖溶液 6~8mg/(kg·min)。

2. 评估病因并请相关专科医师制订下一步诊疗方案。

（宋予晴）

参考文献

［1］王天有, 申昆玲, 沈颖, 等. 诸福棠实用儿科学. 9 版. 北京: 人民卫生出版社, 2022.

［2］CHARLES A P, LEONARD G G. On call pediatrics. New York: McGraw-Hill, 2005.

［3］Jeffrey C G, Ellen F C. Emergency pediatrics. 6th ed. United Kindom: Cambridge University Press, 2018.

第十五节　室上性心动过速

【概述】

室上性心动过速（supraventricular tachycardia, SVT）是指起源于心室以上的异常快速心脏节律，常伴窄 QRS 波，但也有例外。儿童最常见的两种 SVT 是房室折返性心动过速和房室结折返性心动过速。

【临床评估】

1. 快速评估 立即查看生命体征是否平稳，初始评估主要包括意识水平及互动能力(A)、呼吸(B)、循环(C)，并完善心电图检查。

2. 快速询问病史

(1)现病史:SVT 的症状和体征与患儿年龄、症状持续时间、心率、既往是否存在心脏疾病有关。婴儿多为持续性 SVT,多表现为烦躁、喂养困难、呼吸急促和 / 或发绀、尿量减少;持续数小时至数天的 SVT 会导致充血性心力衰竭。年龄较大的儿童和青少年可有心悸、胸痛、恶心、头晕和头痛等。SVT 常为阵发性,特征为突发突止。其发作的平均持续时间为 10~15 分钟,但有些发作仅持续 1~2 分钟,而有些发作可持续数小时。20% 的患者存在诱因,如感染或使用含有类交感神经药的感冒药。

(2)既往史:是否有心律失常史;心脏病病史,如心肌炎、瓣膜相关疾病、心肌病、川崎病、心脏手术史;甲状腺疾病史,如甲状腺功能亢进。

(3)家族史:家庭成员中是否有心肌病、心律失常、不明原因猝死或晕厥病史。

3. 体格检查

(1)血压:具有年龄依赖性,以下为各年龄阶段收缩压低限(第 5 百分位数):0~1 个月为 60mmHg;1 个月 ~1 岁为 70mmHg;1~10 岁为 [70+ 年龄(岁) ×2]mmHg;>10 岁为 90mmHg。

(2)呼吸:呼吸过速、三凹征阳性:对呼吸窘迫患儿需要尽快评估气道和呼吸并给予吸氧。呼吸窘迫、肺底湿啰音提示充血性心力衰竭导致肺循环淤血。

（3）心脏：SVT 时心率与年龄有关，婴儿为 220~325 次 /min，儿童为 160~240 次 /min。由于大多数 SVT 为阵发性，因此心力衰竭少见；心力衰竭症状多见于 1 岁以内的婴儿、SVT 持续超过 24 小时、心率大于 200 次 /min 或存在先天性心脏病者。心力衰竭患儿，听诊可闻及奔马律。

（4）腹部：持续性 SVT 婴儿在检查时可能有心力衰竭的表现。注意腹部肝脏触诊有无肝大。

4. **心电图特点**　RR 间期绝对匀齐；心室率：婴儿为 220~325 次 /min，儿童为 160~240 次 /min。QRS 波形态正常，若伴有室内差异性传导，则 QRS 波增宽。P 波不可见或可见逆行 P 波（$P_{II,III,AVF}$ 倒置，P_{AVR} 直立），紧随 QRS 波之后。ST-T 呈缺血型改变，发作终止后仍可持续 1~2 周（图 2-11）。

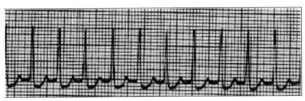

图 2-11　SVT 心电图

【鉴别诊断】

注意与窦性心动过速、心房扑动、阵发性室性心动过速进行鉴别。

【值班处理】

1. **详细的病史询问和体格检查**　仔细评估患

儿的血流动力学状态,持续监测心电图和血压。

2. **兴奋迷走神经**　适用于发病早期、心功能正常,无器质性心脏病及窦房结功能正常者。常用方法如下。

(1)按压颈动脉窦:患儿仰卧,头略后仰、侧颈。按压部位为单侧下颌角水平颈动脉处,用力按压 5~10 秒,无效时再按压对侧,不可双侧同时按压。

(2)屏气法:用于较大龄儿童,令患儿吸气后用力屏气 10~20 秒。

(3)冰袋法:对于小婴儿和新生儿,可用冰水袋或以冰水浸湿的毛巾敷整个面部,引起潜水反射,每次 10~15 秒,1 次无效,间隔 3~5 分钟重复,一般不超过 3 次。较大儿童可令其屏气,并将面部放入冰水盆中。

3. **抗心律失常药物**

(1)腺苷:通过减慢或阻断房室结间的传导而终止房室折返。初始剂量为 0.1mg/kg(最大剂量为 6mg),使用三通旋塞阀"弹丸式"给药,即快速静脉推注腺苷后立即静脉推注生理盐水冲管。该药起效时间为 10~15 秒,半衰期约为 15 秒,如果在 2~3 分钟内无效,则剂量加倍(最多 12mg)。

(2)维拉帕米:慢钙通道阻滞剂,对治疗 SVT 极为有效。剂量为 0.075~0.15mg/kg,缓慢静脉注射,如无效,15~20 分钟可再给予第 2 剂。维拉帕米的禁忌证包括年龄 <1 岁、预激综合征、充血性心力衰竭和 β 受体拮抗剂(如普萘洛尔)使用者。

(3)地高辛:具有延迟起效(6~24 小时)的特点,对于反复发作者,可用于终止发作后维持治疗、预防复发。地高辛饱和剂量(TDD):新生儿为0.02~0.03mg/kg,1个月~2岁为0.03~0.04mg/kg,2岁以上为0.02~0.03mg/kg。最初给予TDD的半量,然后每隔6~8小时给予TDD的1/4剂量。地高辛禁止用于预激综合征(WPW)患者。

4. 同步直流电复律

(1)指征:并发心力衰竭、血流动力学不稳定或心电图示宽大QRS波不易与室性心动过速鉴别,是同步直流电复律快速终止心律失常的指征。

(2)心脏复律前,确保设置同步模式,以避免诱发潜在的致命性室性心律失常。电能量为0.5~1.0J/kg,如未复律,可加倍能量(最大至2J/kg)重复电击,一般不宜超过3次。心脏复律前给予咪达唑仑(0.1mg/kg静脉注射)镇静。为了预防室性心律失常,在尝试心脏复律之前给予静脉注射利多卡因(1mg/kg)。成功转为窦性心律后,获取完整的心电图,寻找预激综合征,并将患者转诊至儿童心内科专科门诊。

5. 复律后处理

(1)无血流动力学损害者,急诊转律后请小儿心脏专科医师会诊指导随访计划。

(2)收入院指征:血流动力学不稳定的SVT患儿;需要使用可能导致心律失常的药物(罗哌卡因、索他洛尔、胺碘酮)的患儿。

6. 评估处理流程图 见图2-12、图2-13。

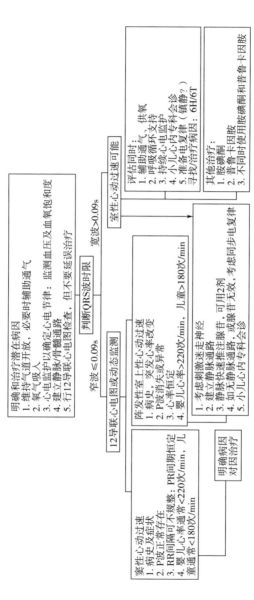

图2-12 心动过速且血流动力学稳定者的处理流程

剂量说明：①同步电复律：电能量为0.5~1J/kg，如未复律，可加倍能量（最大至2J/kg）重复电击，一般不宜超过3次；镇静，但不要延误治疗；②腺苷：快速静脉推注，首剂0.1mg/kg（最大剂量6mg），第2剂0.2mg/kg（最大剂量12mg）；③胺碘酮：5mg/kg静脉输注20~60分钟；④普鲁卡因胺：15mg/kg静脉输注30~60分钟；胺碘酮与普鲁卡因胺通常不同时使用。6H：低血容量、低氧血症、低血糖、低/高钾血症、酸中毒；6T：张力性气胸、中毒、心脏压塞、肺栓塞、心肌梗死、创伤。

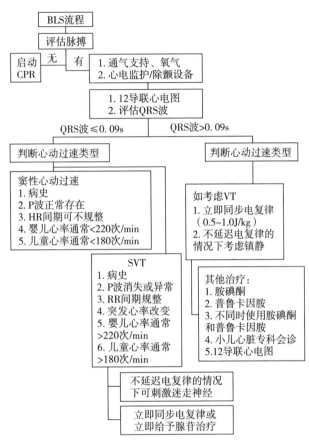

图 2-13 心动过速伴血流动力学不稳定处理流程

BLS. 基础生命支持;CPR. 心肺复苏;VT. 室性心动过速;
SVT. 室上性心动过速。剂量说明:①同步电复律:电能量为
0.5~1.0J/kg,如未复律,可加倍能量(最大至 2J/kg)重复电击,
一般不宜超过 3 次;镇静,但不要延误治疗;②腺苷:快速静
脉推注,首剂 0.1mg/kg(最大剂量 6mg),第 2 剂 0.2mg/kg
(最大剂量 12mg);③胺碘酮:5mg/kg 静脉输注 20~60 分钟;
④普鲁卡因胺:15mg/kg 静脉输注 30~60 分钟;胺碘酮与普
鲁卡因胺通常不同时使用。

(王长燕)

参考文献

[1] 王天有, 申昆玲, 沈颖, 等. 诸福棠实用儿科学. 9 版. 北京: 人民卫生出版社, 2022.
[2] JEFFREY C G. Clinical manual of emergency pediatrics. 6th ed. United Kingdom: Cambridge University Press, 2018.

第十六节 室性心动过速

【概述】

室性心动过速（ventricular tachycardia, VT）是一种严重的快速性心律失常，可发展为心室颤动，引起心脏性猝死。

【临床评估】

1. **快速评估** 血流动力学评估要优先于所有诊断性评估。初始评估主要包括意识水平及互动能力（A）、呼吸（B）、循环（C），并完善心电图检查。

（1）无反应或无脉患儿处于心搏骤停，立即启动心肺复苏术。

（2）有意识、可触及脉搏但有灌注不足表现的患儿，需要尽快评估和干预。此类患儿有发生心搏骤停的风险，特别是心律失常类型为 VT 或心房颤动伴预激综合征时。

（3）血流动力学稳定者，则有更多时间来判断宽 QRS 波心动过速是 VT 还是 SVT 伴室内差异性传导。建议咨询小儿心脏专科医生。

2. 快速询问病史

(1)现病史：VT 为连续 3 次或 3 次以上起源于心室的异位搏动。VT 多见于学龄期儿童。非持续性 VT 可无症状或感心悸、头晕，较长时间持续发作可出现严重症状。婴儿的相关症状包括易激惹和喂养困难；大龄儿童的相关症状包括晕厥、猝死风险，或发作期间出现心输出量减少的表现。VT 的主要病因包括原发性心电疾病（长 QT 间期综合征）、低氧血症、电解质失衡（高钾血症）和药物因素（三环类药物、地高辛）。超过 50% 的 VT 患儿存在器质性心脏病，如心肌病（包括致心律失常性右心室发育不良）和心肌炎。

(2)既往史：心律失常史；心脏病病史，如心肌炎、瓣膜相关疾病、心肌病、川崎病、心脏手术史；甲状腺疾病病史，如甲状腺功能亢进。

(3)家族史：家庭成员是否有心肌病、心律失常、不明原因晕厥、猝死史。

3. 体格检查 血压和心脏、呼吸、腹部查体。

(1)血压：具有年龄依赖性，以下为各年龄阶段收缩压低限（第 5 百分位数）：0~1 个月为 60mmHg；>1 个月 ~1 岁为 70mmHg；>1~10 岁为 [70+ 年龄（岁）× 2]mmHg；>10 岁为 90mmHg。

(2)呼吸：对呼吸窘迫（呼吸过速、三凹征阳性）的患儿需要尽快评估气道和呼吸，并给予吸氧。呼吸窘迫、肺底湿啰音提示充血性心力衰竭导致肺循环淤血。

(3)心脏：心室率为 150~250 次 /min；婴儿可达 300 次 /min 以上；奔马律和 / 或心脏杂音。

(4)腹部：持续性 VT 婴儿在检查时可能有心力衰竭的表现，注意肝脏触诊有无肝大。

4. 心电图特点　连续 3 次以上的室性期前收缩、QRS 波宽大畸形但形态一致(宽 QRS 波定义为幼儿 QRS 波时限>80 毫秒和青少年 QRS 波时限>100 毫秒),心室率为 150~250 次 /min;可见窦性 P 波,P 波与 QRS 波各自独立,房室分离,心室率快于心房率;可见室性融合波及心室夺获(图 2-14)。

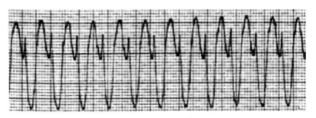

图 2-14　VT 心电图

【鉴别诊断】

阵发性 VT 需与非阵发性 VT、阵发性室上性心动过速伴宽 QRS 波鉴别。

【值班处理】

1. 病史询问和体格检查　仔细评估患儿的血流动力学状态,持续监测心电图和血压。

2. 治疗

(1)血流动力学稳定:对于单形性 VT 和多形性 VT 但基线 QTc 间期正常者,给予静脉推注胺碘酮(20~60 分钟,5mg/kg)或静脉推注普鲁卡因胺(30~60 分钟,15mg/kg)治疗。咨询小儿心脏专科医师。地高辛中毒住院患儿,使用拮抗地高辛的药物。对于基线 QTc 间期延长的多形性 VT 患儿,给予硫酸镁(30~60 分钟静脉输注 10~25mg/kg)治疗。

(2)血流动力学不稳定但可触及脉搏:同步电

复律,初始能量为 0.5J/kg;如果不成功,加倍能量重复复律。如果复律失败,则静脉注射利多卡因(1mg/kg),然后第 3 次尝试心脏复律。

(3)血流动力学不稳定且无脉停搏:立即启动心肺复苏,同时准备电除颤,能量为 2J/kg,给予电击后实施约 2 分钟的心肺复苏(2 人复苏时为 10 个周期,单人复苏时为 5 个周期),检查心电节律。如果除颤后未能复律,则应以更高能量(4J/kg)再次除颤,随后继续行心肺复苏。给予的后续除颤能量最小为 4J/kg,最大可达 10J/kg 或成人能量(通常双相波除颤器为 120~200J,单相波除颤器为 360J)。

3. **收入院指征** ①新诊断或难治性 VT;② VT 伴长 QT 间期综合征。

4. **处理流程** 见图 2-13。

(王长燕)

参考文献

[1] 王天有, 申昆玲, 沈颖, 等. 诸福棠实用儿科学. 9 版. 北京: 人民卫生出版社, 2022.

[2] JEFFREY C G. Clinical manual of emergency pediatrics. 6th ed. United Kingdom: Cambridge University Press, 2018.

第十七节 心室颤动

【概述】

心室颤动(ventricle fibrillation,VF)简称室颤,

是一种快速、无序的室性心律失常,导致心室激动或收缩不一致、无心输出量,血压测不出。因此患儿总表现为突然晕厥和 / 或心搏骤停。

【临床评估】

1. **快速评估**　VF 患儿通常无反应且无脉搏。立即查看患儿反应、呼吸及脉搏,如无呼吸及脉搏,或脉搏<60 次 /min 伴灌注不良表现,立即开始心肺复苏,并准备除颤设备。

2. **心电图特点**　VF 心电图显示心率快(300~400 次 /min),有不规则和不定形的 QRS-T 波动,波幅、形态和间期各异。这些波形(最初是粗颤波)的振幅逐渐减小,成为细颤波。最终心脏停搏(图 2-15)。

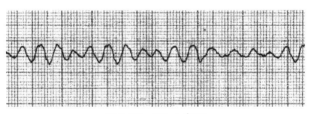

图 2-15　VF 心电图

【值班处理】

1. **心肺复苏**　出现 VF 或无脉 VT 时应立即行心肺复苏。

2. **电除颤**　准备好设备后立即除颤,能量为2J/kg,给予电击后实施约 2 分钟的心肺复苏(2 人复苏时为 10 个周期,单人复苏时为 5 个周期),检查心电节律。如果除颤后未能复律,则应以更高能量

(4J/kg)再次除颤,随后继续行心肺复苏。给予的后续除颤能量最小为 4J/kg,最大可达 10J/kg 或成人能量(通常双相波除颤器为 120~200J,单相波除颤器为 360J)。

3. **药物治疗** 持续性 VF 或无脉 VT 患儿需要加用药物,如经静脉给予肾上腺素,每 3~5 分钟 1 次,以及抗心律失常治疗,如用胺碘酮或利多卡因治疗 VF 或无脉 VT,或用硫酸镁治疗尖端扭转型室性心动过速。经骨髓腔内或经外周静脉通路给予复苏药物后,应使用 5~10ml 生理盐水冲管,使药物由外周进入中心循环。

(1)肾上腺素:经静脉或经骨髓腔内给予浓度为 1:10 000 的肾上腺素溶液 0.1ml/kg,每 3~5 分钟 1 次,最大单次剂量为 1mg(10ml)。

(2)胺碘酮:经静脉或经骨髓腔内给药时,胺碘酮的初始剂量为 5mg/kg,单次最大剂量为 300mg。可以 5mg/kg(最大 300mg)的剂量重复用药 2 次。

(3)利多卡因:经静脉或经骨髓腔内给药时,利多卡因的初始快速给药剂量为 1mg/kg,此后可予以 20~50μg/(kg·min)的速度输注。如果在初始快速给药后超过 15 分钟才开始输注利多卡因,应重复给予初始剂量。

(4)硫酸镁:经静脉或经骨髓腔内给药剂量为 25~50mg/kg(最大剂量为 2g),需用 5% 葡萄糖溶液稀释至浓度 ≤20% 再输注。对于心搏骤停的患儿,给药时间是 1~2 分钟。

4. 所有除颤治疗后存活的患儿均需收入院继续诊治。

5. **处理流程** 见图 2-16。

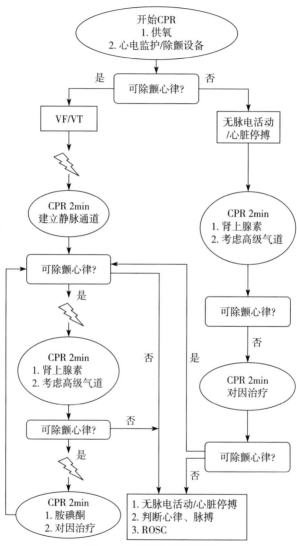

图 2-16 室颤处理流程图
CPR. 心肺复苏；VF. 心室颤动；VT. 室性心动过速；
ROSC. 自主循环恢复。

（王长燕）

参考文献

［1］王天有, 申昆玲, 沈颖, 等. 诸福棠实用儿科学. 9 版. 北京: 人民卫生出版社, 2022.

［2］JEFFREY C G. Clinical manual of emergency pediatrics. 6th ed. United Kingdom: Cambridge University Press, 2018.

第十八节　房室传导阻滞

【概述】

房室传导阻滞是指解剖或功能性传导系统障碍导致的心房至心室的冲动传导延迟或中断。传导障碍可为暂时性或永久性, 可以是传导延迟、间歇性传导或传导中断。

【临床评估】

1. **快速评估**　立即查看生命体征是否平稳, 初始评估主要包括意识水平及互动能力(A)、呼吸(B)、循环(C), 并完善心电图检查。

2. **快速询问病史**

(1)重度心动过缓可引起心输出量不足, 导致全身性灌注不良和休克, 最终可出现心搏、呼吸骤停。轻度心动过缓通常无症状。婴幼儿通常表现为喂养困难、嗜睡等非特异性症状。如果脑灌注因心率缓慢而骤然降低, 可能会出现晕厥和癫痫样发作。儿童和青少年的心动过缓可表现为乏力、运动不耐受、

头晕和 / 或晕厥。询问是否存在可引起心动过缓的药物暴露史,包括处方药和可能的意外摄入。

(2)既往史:心脏病病史,晕厥、头晕和 / 或原因不明的抽搐发作史。

(3)家族史:家庭成员是否有心肌病和心律失常、不明原因猝死、晕厥。

3. 体格检查

(1)血压:具有年龄依赖性,以下为各年龄阶段收缩压低限(第 5 百分位数):0~1 个月为 60mmHg;>1 个月 ~1 岁为 70mmHg;>1~10 岁为 [70+ 年龄(岁)× 2]mmHg;>10 岁为 90mmHg。

(2)呼吸:对呼吸窘迫(呼吸过速、三凹征阳性)的患儿需要尽快评估气道和呼吸并给予吸氧。呼吸窘迫、肺底湿啰音提示充血性心力衰竭导致肺循环淤血。

(3)心脏:由心搏骤停导致心搏不规则但无其他心律不齐时,提示窦房结功能障碍或二度房室传导阻滞。心脏杂音或奔马律可能提示先天性心脏病或其他心脏病变。

(4)腹部:婴儿在检查时可能具有心力衰竭的征象。注意肝脏触诊有无肝大。

4. 心电图特点　PR 间期与年龄和心率都有关。一般情况下,新生儿正常 PR 间期为 70~170 毫秒,幼儿和成人为 80~220 毫秒。

(1)一度房室传导阻滞为 PR 间隔延长。患儿无症状,可见于迷走神经张力增高、服用地高辛、心肌炎、急性风湿热或白喉,也可能是一种原发性电传导现象。延迟位置高于房室结水平,因此一般不会发生恶性房室传导系统疾病(图 2-17)。

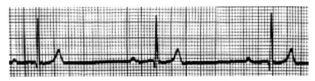

图2-17 一度房室传导阻滞心电图

（2）二度房室传导阻滞时有序的心房冲动不能以1∶1的比例传导至心室，可分为两类。

1）二度Ⅰ型房室传导阻滞：又称文氏阻滞，指PR间期逐渐延长，直至P波不能下传。患儿通常没有症状。阻滞位于房室结水平，通常存在迷走神经张力增高，通常不伴有其他严重的传导系统疾病，也不会进展为完全性传导阻滞（图2-18）。

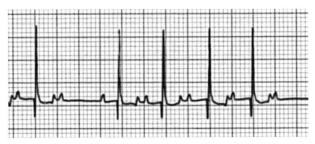

图2-18 二度Ⅰ型房室传导阻滞心电图

2）二度Ⅱ型房室传导阻滞：又称莫氏Ⅱ型房室传导阻滞，指PR间期恒定，伴P波不能下传。Ⅱ型比Ⅰ型少见得多，但其可能具有更为显著的临床意义。Ⅱ型与多种先天性心脏病相关，可见于心脏手术术后。莫氏Ⅱ型房室传导阻滞发生在房室结或房室结水平以下，表明病变位于希氏束和束支内。其病程难以预测，可进展为完全性房室传导阻滞（图2-19）。

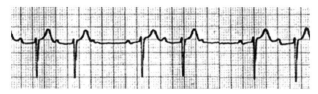

图 2-19　二度Ⅱ型房室传导阻滞心电图

（3）三度房室传导阻滞表示无心房冲动到达心室。房室分离，心房和心室完全独立搏动，心房率快于心室率（图 2-20）。

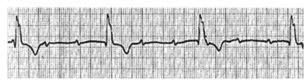

图 2-20　三度房室传导阻滞心电图

【值班处理】

心动过缓的处理取决于临床情况。伴有灌注不良或休克的儿童需要立即进行干预。按需给予气道管理、供氧及通气。对充分通气和氧合情况下心率仍低于 60 次 /min 且存在灌注不良的患儿，开始心肺复苏。

如果无危及生命的症状，处理方式取决于症状的发生频率和严重程度、具体传导缺陷及患儿有无先天性心脏病。

（1）一度房室传导阻滞：明确引起阻滞的病因，无需任何治疗。

（2）二度房室传导阻滞：二度Ⅰ型房室传导阻滞无需干预。对于Ⅱ型，尝试确定病因，咨询儿童心脏病专家，以评估是否需要植入起搏器。

(3)三度房室传导阻滞:通常先天性完全性心脏传导阻滞最终需要植入起搏器。新诊断的患儿或伴有充血性心力衰竭或晕厥者,应收入院评估是否进行起搏器植入。即使没有心动过缓引发的症状,有完全性心脏传导阻滞和/或基础先天性心脏病的儿童仍可能获益于永久性起搏器植入。

(王长燕)

参考文献

[1] 王天有, 申昆玲, 沈颖, 等. 诸福棠实用儿科学. 9 版. 北京: 人民卫生出版社, 2022.

[2] JEFFREY C G. Clinical manual of emergency pediatrics. 6th ed. United Kingdom: Cambridge University Press, 2018.

第十九节 凝血障碍

【概述】

凝血障碍的主要特征为皮肤瘀点、瘀斑,血小板计数降低,凝血检验异常。

【临床评估】

1. 询问病史 有无发热,营养情况,有无肝病病史、感染病史、创伤史、用药史、血友病家族史。

2. **快速查体**

(1)生命体征:大量失血可导致心动过速和低血压。

（2）皮肤和黏膜：检查有无瘀点、紫癜、瘀斑、血管瘤、静脉穿刺处渗出物和黄疸。检查牙龈黏膜是否有渗血、黏膜紫癜或口咽瘀点。

（3）腹部：检查是否有肝脾大。

（4）肌肉骨骼系统：检查肌肉是否有血肿和萎缩，关节是否有活动范围缩小和变性。

（5）神经系统检查：评估中枢神经系统是否有出血迹象。

3. 辅助检查

（1）血常规：白细胞升高或降低时需注意评估感染。血红蛋白用于评估失血情况。在血小板功能正常的前提下，血小板计数 $>50 \times 10^9/L$ 足以维持止血功能，$<50 \times 10^9/L$ 时可能出现瘀点，$<20 \times 10^9/L$ 时出血风险较高。

（2）外周血涂片：红细胞碎片可能提示弥散性血管内凝血（disseminated intravascular coagulation，DIC）。

（3）血小板聚集试验：需要血小板计数 $>100 \times 10^9/L$ 和相对大的血量（$>10ml$）。测定腺苷二磷酸（adenosine diphosphate，ADP）、肾上腺素（epinephrine，EPI）、胶原、花生四烯酸和瑞斯托霉素的聚集模式。血管性血友病患者与巨血小板综合征（Bernard-Soulier syndrome，BSS）患者一样，瑞斯托霉素的聚集性降低。在血小板贮存池疾病中，ADP、EPI 和胶原出现异常聚集。血小板无力症患者的 ADP、EPI、胶原和花生四烯酸聚集异常。

（4）凝血功能

1）凝血酶原时间（prothrombin time，PT）：当外源性途径中的一种或多种因子（Ⅴ因子、Ⅶ因子、Ⅹ因子、凝血酶原或纤维蛋白原）的血浆水平降至低于正常值约 30% 时,PT 延长。也可以表示为国际标准化比值(international normalized ratio,INR)升高。PT 在出生时延长。长期 PT 延长的原因包括维生素 K 缺乏、DIC、肝脏疾病、先天性凝血因子缺乏和口服抗凝治疗。

2)活化部分凝血活酶时间(activated partial thromboplastin time,APTT):当血浆中除Ⅶ因子以外的一种或多种凝血因子的水平降至正常值 30% 以下时,APTT 延长。反映 4 个接触因子(Ⅺ因子、Ⅻ因子、前激肽释放酶和高分子量激肽原)和Ⅱ因子、Ⅴ因子、Ⅷ因子、Ⅸ因子、Ⅹ因子的血浆浓度。APTT 在健康新生儿中延长,在 6 个月大时达到成人值。APTT 延长最常见的原因是留置导管样品中的肝素污染,其他 APTT 延长的原因有先天性凝血因子缺乏、DIC、肝病和使用狼疮抗凝剂。

3)凝血酶时间(thrombin time,TT):为纤维蛋白原到纤维蛋白的转化时长。肝素、低纤维蛋白原血症和异常纤维蛋白原血症可导致 TT 延长。

4)纤维蛋白原:在典型 DIC 患者中血浆纤维蛋白原浓度下降。

5)纤维蛋白裂解产物和 D- 二聚体:在 DIC 时可升高。

(5)血栓弹力图(thrombelastography,TEG):反映血栓形成的全过程,包括血凝块的形成和发展、血凝块回缩和溶解,提供血栓形成的速度、强度和稳定性等信息。①凝血反应时间(R):R<5 分钟为凝血因子活性高,5 分钟<R<10 分钟为凝血因子活性正常,R>10 分钟为凝血因子活性低。②血液凝固时间(K)和凝固角(α):血凝块形成的动力指数,反映纤维蛋白水平;K<1 分钟、α>72° 为纤维蛋白水平高;1分钟≤K≤3分钟、53°≤α≤72°为纤维蛋白水平正常;K>3分钟、α<53°为纤维蛋白水平低。③最大振幅(MA):直接反映纤维蛋白与血小板相互作用的最强的动力学特性,MA>70mm为血小板功能高,50mm≤MA≤70mm为血小板功能正常,MA<50mm为血小板功能低。④凝血综合指数(CI):CI<−3为低凝状态,CI>3为高凝状态。⑤LY30:指MA后30分钟振幅减少的百分率,反映血块稳定性,正常值<7.5%,LY30升高提示存在纤溶亢进。⑥EPL(预测纤溶指数):指MA出现后预计的血块消融百分率,正常值<15%,EPL升高提示存在纤溶亢进。

(6)CT:已知或疑似凝血障碍的患儿应考虑创伤,特别是头部或腹部。

【鉴别诊断】

1. 血小板减少症、血小板功能障碍和血管性血友病 患儿通常表现为黏膜出血,包括瘀斑、瘀点、鼻出血、牙龈出血、消化道出血和月经过多。

2. 先天性凝血障碍

(1)血友病A:X连锁隐性遗传病,缺乏Ⅷ因子引起的出血。

(2)血友病B:X连锁隐性遗传病,缺乏Ⅸ因子引起的出血。

3. 获得性凝血障碍

(1)维生素K缺乏:维生素K依赖性凝血因子包括Ⅱ因子、Ⅶ因子、Ⅸ因子和Ⅹ因子。服用广谱抗生素可导致维生素K吸收不良,改变正常肠道菌群。摄入干扰维生素K吸收的药物(如胆甾胺、大量维生素E或A、过量水杨酸盐)也会导致维生素K

缺乏症。维生素 K 缺乏的其他原因包括囊性纤维化、胆道闭锁、梗阻性黄疸和短肠综合征。

（2）严重肝病：几乎所有的凝血因子都是由肝脏合成的，肝病可并发凝血功能障碍。

（3）DIC、脓毒症：与促凝剂、抗凝剂和纤溶系统激活相关的出血性疾病可诱发宿主微血管出血和血栓形成。病因包括革兰氏阴性败血症、低血压休克、大量创伤和恶性肿瘤。

（4）获得性止血抑制抗体：凝血因子抗体包括血管性血友病因子（von Willebrand factor, vWF）和Ⅱ、Ⅴ、Ⅹ因子抗体，可能在各种临床条件下自发产生。

（5）抗凝药物过量、急性中毒：维生素 K 拮抗剂如华法林、杀鼠灵、杀鼠醚、溴敌隆等通过抑制维生素 K 依赖性凝血因子Ⅱ、Ⅶ、Ⅸ、Ⅹ的合成发挥抗凝血作用；口服抗凝药包括Ⅱa 因子抑制剂（如达比加群）和Ⅹa 因子抑制剂（利伐沙班、阿哌沙班），通过直接抑制对应凝血因子活性发挥抗凝作用。其他中毒如毒蛇咬伤、食用毒蕈等亦可致凝血功能障碍。

4. 儿童虐待　①儿童受伤，没有外伤史；②伤病的严重程度与病史不相符；③严重受伤的患儿就医延迟；④有解释不充分、反复受伤史。

5. 鉴别诊断流程　凝血障碍的鉴别诊断流程见图 2-21。

【值班处理】

1. 基本原则　停止使用抗凝或抗血小板药物；当怀疑抗凝药物造成严重出血时，考虑使用逆转抗凝药治疗；在没有禁忌证的情况下，考虑使用抗纤溶药物；必要时使用替代治疗。

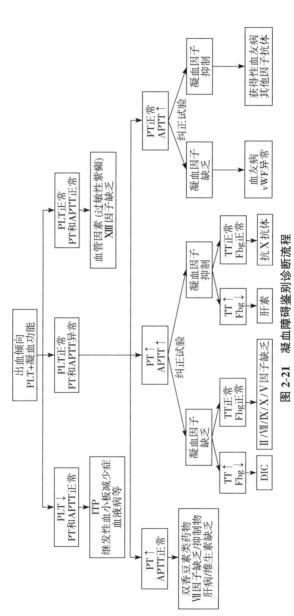

图 2-21 凝血障碍鉴别诊断流程

PLT. 血小板计数;PT. 凝血酶原时间;APTT. 活化部分凝血活酶时间;TT. 凝血酶时间;Fbg. 纤维蛋白原;ITP. 免疫性血小板减少症;DIC. 弥散性血管内凝血;vWF. 血管性血友病因子。

2. 血小板减少或功能障碍 怀疑药物性血小板减少或功能障碍时应考虑停止用药。为纠正或防止血小板生成不足或血小板功能障碍引起的血小板减少性出血,可以 10ml/kg 的剂量输注血小板以提高血小板数量,目标值为 $50 \times 10^9/L$。

3. 免疫性血小板减少症 可使用静脉注射免疫球蛋白(intravenous immunoglobulin,IVIG)治疗,剂量为 1~2g/(kg·d)。

4. 血管性血友病 对于 1 型血管性血友病患儿,轻微出血或小手术时可给予醋酸去氨加压素(DDAVP),促进内皮细胞释放 vWF。①鼻内用药,患儿<50kg 时给药 150μg,>50kg 时给药 300μg(浓度 1.5mg/ml); ②静脉给药,0.3~0.4μg/kg,12h/ 次。大手术或严重出血时,给予含有高水平 vWF 的Ⅷ因子浓缩物,1IU/kg 将提高血浆 vWF 水平 2IU/dl。

5. 血友病

(1)Ⅷ因子制剂:输注 1IU/kg 的Ⅷ因子制剂,可使体内Ⅷ因子浓度提高 2%。Ⅷ因子在体内的半衰期为 8~12 小时,因此,需每 8~12 小时输注 1 次。剂量(IU)= [Ⅷ因子目标浓度(%)–Ⅷ因子基础浓度(%)] × 体重(kg)× 0.5。

(2)Ⅸ因子制剂:1IU/kg 剂量的Ⅸ因子可使血浆Ⅸ因子水平升高 1%。Ⅸ因子的半衰期为 18~24 小时,需 24 小时输注 1 次,严重出血或手术时可 12 小时输注 1 次。剂量(IU)= [Ⅸ因子目标浓度(%)–Ⅸ因子基础浓度(%)] × 体重(kg)。

6. DIC 治疗潜在疾病并为患儿提供适当的血液制品,包括红细胞、血小板、血浆和冷沉淀。红细胞 10~15ml/kg,新鲜冰冻血浆 10~20ml/kg,冷沉淀 1IU/5kg。

7. 药物治疗

(1) 维生素 K：首选皮下注射，剂量为 1~2mg/ 次。口服为 2.5~5mg/d。

(2) 直接口服抗凝药的逆转药物：包括依达赛珠单抗（idarucizumab）和安得塞奈 α（andexanet α）。依达赛珠单抗用于特异性逆转口服凝血因子 Ⅱa 抑制剂（达比加群）。安得塞奈 α 用于特异性逆转凝血因子 Ⅹa 抑制剂（如利伐沙班）。

(3) 抗纤溶药物：氨甲环酸（tranexamic acid，TXA）和氨基己酸（aminocaproic acid，EACA）可用于纤溶活性增加和低纤维蛋白原血症的患儿，如肝衰竭和肝硬化时存在纤溶亢进，组织型纤溶酶原激活物（tissue-type plasminogen activator，t-PA）上调，纤维蛋白溶酶原、抗纤溶酶和凝血酶激活的纤溶抑制剂下调。不推荐用于 DIC 治疗。

(4) 血小板生成素受体激动剂（thrombopoietin receptor agonist，TPO-RA）：使用 TPO-RA 的临床情况包括慢性免疫性血小板减少症、骨髓增生异常综合征及化疗诱发的血小板减少。该药可能加重血栓栓塞性疾病风险。

(5) 去氨加压素：既往用于治疗血管性血友病和存在血小板遗传缺陷的患儿。对于接受过抗血小板治疗（如阿司匹林、氯吡格雷等）的出血患儿，可以使用去氨加压素治疗。

8. 评估与处理流程　见图 2-22。

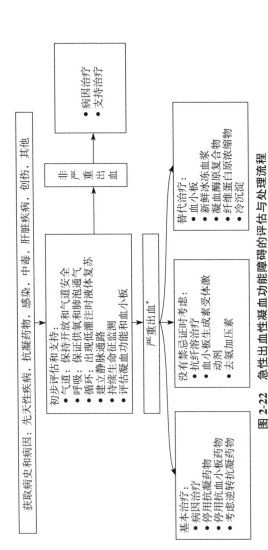

图 2-22 急性出血性凝血功能障碍的评估与处理流程

* 严重出血指凝血功能障碍患者出现大量失血,或者重要的封闭体腔内的出血(如颅内出血,眼眶内出血,后腹膜出血),或者需要手术,介入或内镜内的活动性出血。

(张天楠)

参考文献

［1］BERNTORP E, HALIMEH S, GRINGERI A, et al. Management of bleeding disorders in children. Haemophilia, 2012, 18 (Suppl 2): 15-23.

［2］RIDDELL A, CHUANSUMRIT A, EL-EKIABY M, et al. Diagnostic laboratory for bleeding disorders ensures efficient management of haemorrhagic disorders. Haemophilia, 2016, 22 (Suppl 5): 90-95.

［3］SUCHITRA S A. Rare bleeding disorders in children: identification and primary care management. Pediatrics, 2013, 132 (5): 882-892.

［4］邵勉, 薛明明, 王思佳. 急性出血性凝血功能障碍诊治专家共识. 中华急诊医学杂志, 2020, 29 (6): 780-787.

附录

附录 1　儿童生命体征正常值及体表面积计算

1. 各年龄段儿童生命体征正常值见附表 1-1。

附表 1-1　各年龄段儿童生命体征正常值

年龄	心率 / (次·min⁻¹)	血压 /mmHg	呼吸频率 / (次·min⁻¹)
早产儿	120~170	55~75/35~45	40~70
0~3 个月	100~150	65~85/45~55	35~55
>3~6 个月	90~120	70~90/50~65	30~45
>6~12 个月	80~120	80~100/55~65	25~40
>1~3 岁	70~110	90~105/55~70	20~30
>3~6 岁	65~110	95~110/60~75	20~25
>6~12 岁	60~95	100~120/60~75	14~22
>12 岁	55~85	110~135/65~85	12~18

　　睡眠时,婴儿的心率可能会减慢,如果血流灌注能维持,无须干预;血压袖带应该覆盖手臂约 2/3,袖带太小时血压测量值偏高,反之会得到偏低的血压值。

　　以上的具体数值很难记全,笔者总结了以下规律帮助记忆。

　　(1)儿童呼吸频率不应持续>60 次 /min。

　　(2)正常心率约为相应年龄段正常呼吸频率的 2~3 倍。

　　(3)收缩压:新生儿 ≥60mmHg,1 个月 ~1 岁 ≥70mmHg,1~10 岁 ≥[70mmHg +2× 年龄],>10 岁 ≥90mmHg。

　　2. 儿童体表面积计算公式

　　(1)体重<30kg:体表面积(m^2)= 体重(kg)× 0.035+0.1。

　　(2)体重 ≥30kg:体表面积(m^2)=[体重(kg)– 30]× 0.02+1.05。

附录 2 Glasgow 昏迷评分

儿童 Glasgow 昏迷评分见附表 2-1。

附表 2-1 儿童 Glasgow 昏迷评分

项目	评分
睁眼	
自然睁眼	4 分
呼之睁眼(对声音 / 语言有睁眼反应)	3 分
刺激睁眼(对眶上压痛有睁眼反应)	2 分
无反应(对声音、疼痛均无反应)	1 分
语言	
大龄儿童	
定向正确	5 分
定向障碍	4 分
说话能被理解,但词不达意	3 分
能发出无法理解的声音	2 分
无反应	1 分
婴幼儿和低年龄儿童	
微笑,发声;恰当的词语、短语	5 分
哭闹,但可以被安慰;词语不当	4 分
持续哭闹、尖叫	3 分
呻吟、不安	2 分
无反应	1 分

续表

项目	评分
运动	
可按指令动作或肢体自然活动	6 分
对疼痛有定位反应,如眶上压痛时能拨开医生的手	5 分
对疼痛刺激做出躲避动作	4 分
疼痛刺激后肢体呈"去皮质强直"姿势	3 分
疼痛刺激后肢体呈"去大脑强直"姿势	2 分
对疼痛刺激无反应	1 分
总分	3~15 分
轻度损伤	13~14 分
中度损伤	9~12 分
重度损伤	3~8 分

附录 3 儿童复苏流程

1. **单人基础生命支持**(basic life support, BLS) 施救儿童心搏骤停的流程见文末附图 3-1。

2. **2 名及以上施救者 BLS** 施救儿童心搏骤停的流程见文末附图 3-2。

3. **儿科高级生命支持**(pediatric advance life support,PALS)**系统** 方法流程图见附图 3-3。

4. **儿童心搏骤停处理流程** 见附图 3-4。

5. **儿童复苏要点** 见附表 3-1。

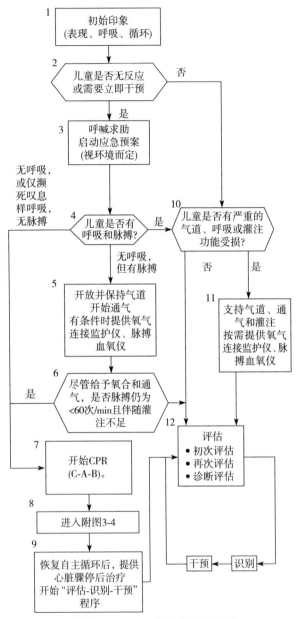

附图 3-3 PALS 系统方法流程图

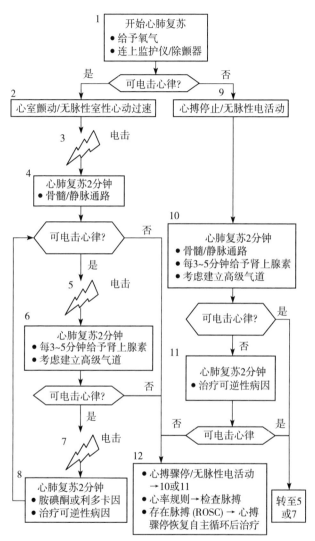

附图 3-4 儿童心搏骤停流程图

可逆病因包括低血容量、缺氧、酸中毒、低血糖、低 / 高钾血症、低体温症、张力性气胸、心脏压塞、毒素、肺动脉血栓、冠状动脉血栓等。

附表 3-1 儿童复苏要点

心肺复苏质量

(1) 用力(按压深度 ≥ 胸部前后径的 1/3)和快速(速度 100~120 次 /min),并让胸廓完全回弹

(2) 尽量减少胸外按压的中断

(3) 避免过度通气

(4) 每 2 分钟轮换 1 次按压者,或在感觉疲劳时轮换

(5) 如果未建立高级气道,按压 - 通气比为 15:2(双人)

除颤电击能量

第 1 次电击能量为 2J/kg,第 2 次能量为 4J/kg,后续能量 ≥ 4J/kg,最大 10J/kg 或成人剂量

药物治疗

(1) 肾上腺素经骨内 / 静脉给药:0.01mg/kg(0.1ml/kg,浓度为 1:10 000)。每 3~5 分钟重复 1 次。如果未建立骨内 / 静脉给药通路,可在气管内给予 0.1mg/kg(0.1ml/kg,浓度为 1:1 000)

(2) 胺碘酮经骨髓 / 静脉给药:在心搏骤停期间推注 5mg/kg。对于无反应心室颤动 / 无脉性室性心动过速,最多可重复给药 2 次

(3) 利多卡因经骨髓 / 静脉注射:初始:1mg/kg 起始剂量。维持:每分钟输注 20~50mg/kg(如果在初始推注治疗后超过 15 分钟才开始输注,可再次推注给药)

高级气道

(1) 气管插管或声门上高级气道

(2) 一旦高级气道建立,每 6 秒给予 1 次呼吸(每分钟 10 次呼吸),并持续胸外按压

恢复自主循环(ROSC)

(1) 恢复脉搏和血压

(2) 动脉监测显示自主动脉压波形

附录4　常见急救操作

1. **胸膜腔穿刺术**

(1)适应证:①需要明确胸腔积液诊断;②大量胸腔积液产生呼吸困难等压迫症状,抽出液体促进肺复张,缓解症状;③胸膜腔内给药。

(2)禁忌证:对有凝血功能障碍或重症血小板减少者应慎用,必要时可补充一定量的凝血因子或血小板,使血液的出凝血功能得到部分纠正后,再行胸腔穿刺。

(3)操作步骤

1)沟通、签署知情同意书。

2)患者体位:嘱患者取坐位面向椅背,两前臂置于椅背上,前额伏于前臂上。不能起床者可取半卧位,患侧前臂上举抱于枕部。

3)穿刺点确定:穿刺点应根据胸部叩诊选择实音最明显的部位进行。积液多时,一般选择肩胛线或腋后线第7~8肋间;必要时也可选腋中线第6~7肋间或腋前线第5肋间。穿刺前应结合 X 线或超声检查定位,穿刺点可用龙胆紫棉签在皮肤上做标记。穿刺点避开皮肤感染灶。

4)消毒铺巾:常规消毒皮肤,直径至少 15cm,戴无菌手套,覆盖消毒洞巾。

5)麻醉:2% 利多卡因 5ml 在肋骨上缘的穿刺点自皮至胸膜壁层进行局部逐层浸润麻醉。

6)穿刺:用血管钳夹闭穿刺针连接的乳胶管。术者以左手示指与中指固定穿刺部位的皮肤,右手持住穿刺针在麻醉处缓缓刺入,当针锋抵抗感突然消失时停止穿刺。助手此后全程用另一血管钳固定穿刺针。将乳胶管连接注射器,松开夹闭乳胶管的血管钳,抽吸胸腔内积液,抽满后用血管钳夹闭胶管,再取下注射器。抽出的液体送检。过程中避免胸腔直接与大气相通,造成医源性气胸。

7)拔穿刺针:夹闭乳胶管再拔出穿刺针,覆盖无菌纱布,稍用力压迫穿刺部位片刻,用胶布固定后嘱患者静卧。

(4)并发症及处理

1)胸膜反应:穿刺中患者出现头晕、气促、心悸、面色苍白、血压下降。停止操作,平卧,皮下注射0.1%肾上腺素0.3~0.5ml。

2)气胸:可由以下原因引起:穿刺过深伤及肺;抽液过程中患者咳嗽,使肺膨胀,被穿刺针刺伤;在更换注射器或拔出穿刺针时气体漏入胸腔。少量气胸观察即可,大量时需放置闭式引流管。但如患者是机械通气,气胸可能会继续发展,甚至成为张力性气胸,应注意观察,必要时放置胸腔闭式引流管。

3)复张性肺水肿:胸腔积液引流速度不能过快,诊断性抽液50~100ml即可;减压抽液,首次不超过600ml,以后每次不超过1 000ml;如为脓胸,每次应尽量抽尽。做细胞学检查至少需要100ml,并立即送检,以免细胞自溶。如果引流量太大,会导致受压肺泡快速复张,引起复张性肺水肿,表现为气促、咳泡沫痰。治疗以限制入量、利尿为主。

4)腹腔脏器损伤:穿刺部位选择过低,有损伤腹腔脏器的危险,故尽量避免在肩胛下角线第9肋间和腋后线第8肋间以下进行穿刺。

5)血胸:一般情况下,穿刺过程中损伤肺肋间血管多数可以自行止血,不需特殊处理。但偶有损伤膈肌血管或较大血管、患者凝血功能差,可引起活动性出血,出现低血压、出血性休克,需要输血、输液闭式引流,甚至开胸探查止血。

2. 腹膜腔穿刺术

(1)适应证

1)腹腔积液性质不明,协助诊断。

2)大量腹水引起严重腹胀、胸闷、气促、少尿等症状。

3)腹腔内注入药物。

4)腹水回输治疗。

5)人工气腹。

(2)禁忌证

1)躁动不能合作。

2)肝性脑病前期(相对禁忌证)及肝性脑病。

3)电解质严重紊乱。

4)腹膜炎广泛粘连。

5)棘球蚴病。

6)巨大卵巢囊肿。

7)明显出血倾向。

8)妊娠中后期。

9)肠麻痹、腹部胀气明显。

(3)操作步骤

1)沟通、签署知情同意书。

2)患者准备:术前先嘱患者排空尿液,以免穿刺时损伤膀胱。

3)查体:放液前应测量腹围、血压、脉搏和检查腹部体征,以观察病情变化。

4)体位:扶患者坐在靠椅上,或平卧、半卧、稍左侧卧位。

5)穿刺点:选择适宜穿刺点,常选左下腹部,脐与左髂前上棘连线中外 1/3 交点处,或取脐与耻骨联合中点上 1cm、偏左或右 1.5cm 处,或侧卧位脐水平线与腋前线或腋中线延长线的交点。对少量或包裹性腹水,常需 B 超指导下穿刺。

6)消毒、铺巾和麻醉:将穿刺部位常规消毒,戴无菌手套,铺消毒洞巾,自皮肤至腹膜壁层用 2% 利多卡因逐层做局部浸润麻醉。

7)穿刺:术者左手固定穿刺处皮肤,右手持针经麻醉处逐步刺入腹壁,待感到针尖抵抗消失时,表示针尖已穿过腹膜壁层,即可行抽取和引流腹水,并置腹水于消毒试管中以备检验使用,诊断性穿刺可直接用无菌的 20ml 或 50ml 注射器或针头穿刺。在放腹水时,若流出不畅,可将穿刺针稍做移动或变换体位。大量放液时以穿刺针连接单向阀及引流装置。腹水不断流出时,应将预先绑在腹部的多头绷带逐步收紧,以防腹压骤然降低。

8)穿刺后处理:放液结束后拔出穿刺针,盖上消毒纱布,并用多头绷带将腹部包扎,如遇穿刺孔继续有腹水渗漏时,可用蝶形胶布或火棉胶封闭。

(4)并发症及处理

1)肝性脑病和电解质紊乱:①术前了解患者有无穿刺的禁忌证;②放液速度不宜过快,放液量要控制,一次不要超过 3 000ml。在补充白蛋白的基础上(一般每放 1 000ml 腹水,补充白蛋白 6~8g),也可以大量放液;③出现症状时停止抽液,按照肝性脑病处理,并维持酸碱、电解质平衡。

2)出血、损伤周围脏器:①术前要复核患者的凝血功能;②操作动作规范轻柔,熟悉穿刺点,避开腹部血管。

3)感染:①严格遵守腹腔穿刺的无菌操作要求;②感染发生后根据病情适当应用抗生素。

4)休克:①注意控制放液的速度;②立即停止操作,进行适当处理(如补液、吸氧、使用肾上腺素等)。

5)麻醉意外:①术前要详细询问患者的药物过敏史,特别是麻醉药;②若使用普鲁卡因麻醉,操作前应该做皮试;③操作时应该备好肾上腺素等抢救药物。

3. 腰椎穿刺术

(1)适应证

1)下列情况需进行脑脊液分析以协助诊断:脑膜炎、脑炎、吉兰-巴雷综合征、脊髓炎、蛛网膜下腔出血、淋巴瘤、脑膜转移性肿瘤及其他情况。

2)脑脊液压力及脑脊液动力学检查。

3)注射造影剂及药物:脊髓造影时注射造影剂;注射抗肿瘤药、镇痛药及抗生素。

(2)禁忌证

1)颅内压增高,有脑疝形成的征兆。

2)穿刺点附近感染。

3)凝血功能障碍。

4)休克、器官衰竭或濒危状态。

5)后颅窝有占位性病变。

(3)操作步骤

1)沟通、签署知情同意书。

2) 体位:患者侧卧于硬板床上,背部与床面垂直,头向前胸屈曲,两手抱膝紧贴腹部,使躯干尽可能弯曲成弓形;或由助手在术者对面用一只手挽患者头部,另一只手挽双下肢腘窝处,并用力抱紧,使脊柱尽量后凸以增宽椎间隙,便于进针。

3) 确定穿刺点:通常以髂后上棘连线与后正中线的交会处为穿刺点,此处,相当于第 3~4 腰椎棘突间隙,有时也可在上一个或下一个腰椎间隙进行。

4) 消毒、铺巾、麻醉:消毒皮肤后,戴无菌手套、盖洞巾,用 2% 利多卡因自皮肤到椎间韧带逐层局部麻醉。

5) 穿刺:检查穿刺针的完整性。用左手固定穿刺点皮肤,右手持穿刺针以垂直背部、针尖稍斜向头部的方向缓慢刺入,儿童约 2~4cm。当针头穿过韧带与硬脑膜时,有落空感。此时可将针芯慢慢抽出(以防脑脊液迅速流出,造成脑疝),可见脑脊液流出。

6) 测颅内压:放液前,先接上测压管测量压力。正常侧卧位脑脊液压力为 70~180mmH$_2$O 或 40~50 滴 /min。

7) 标本留取:撤去测压管,收集脑脊液 2~5ml 送检;如需做培养,应用无菌试管留标本。

8) 术毕,将针芯插入后一起拔出穿刺针,覆盖消毒纱布,用胶布固定。

9) 去枕平卧(如有困难则平卧)4~6 小时,以免引起术后低颅内压头痛。

(4) 并发症及处理

1) 腰椎穿刺后头痛:是最常见的腰椎穿刺并发

症,见于穿刺后 24 小时。患者卧位时头痛消失,坐位时头痛加剧,多为枕部跳痛,可持续一周。病因可能是穿刺点渗出或脑组织牵拉、移位。腰椎穿刺后嘱患者平卧 6 小时、多饮水,尽量用细的穿刺针,穿刺针的针尖斜面与患者身体长轴平行有助于预防腰椎穿刺后头痛。

2)马尾及脊髓圆锥损伤:少见。腰椎穿刺中如果突然出现感觉异常(如下肢麻木或疼痛)应立即停止穿刺。

3)小脑或延髓下疝:腰椎穿刺过程中或穿刺后发生脑疝非常少见,多见于高颅内压患者,及早发现则可以治疗。严格掌握禁忌证,凡疑有颅内压升高者必须先做眼底检查,如有明显视神经乳头水肿或脑疝先兆,禁忌穿刺。

4)脑膜炎:抗感染治疗。

5)蛛网膜下腔或硬膜下腔出血:见于正在接受抗凝治疗或存在凝血障碍的患者,可导致瘫痪。严格掌握禁忌证。

4. 新生儿气管内插管

(1)适应证:①有羊水胎粪吸入者;②呼吸、心搏骤停、重度窒息需要较长时间加压给氧人工呼吸或低出生体重儿;③应用气囊面罩复苏器胸廓不扩张或仍然发绀者;④需要气管内给药者⑤拟诊膈疝者。

(2)禁忌证:没有绝对禁忌证,相对禁忌证包括:①喉水肿;②喉头黏膜下血肿;③出血倾向。

(3)操作步骤

1)在辐射保温台上或暖箱中使患儿呈仰卧位。抽空胃液,清理咽部。

2)用复苏囊面罩加压给氧 1 分钟(有吸入时

除外)。

3)将患儿头部置于正中位置,颈后垫以棉布卷,使头略向后仰。

4)立于患儿头侧,以左手拇指、示指、中指 3 指持喉镜,余 2 指固定患儿下颌部,喉镜从口腔右边插入并将舌推向左侧,进到会厌软骨处使镜片尖略向上翘,以暴露声门,以左手小指从颈外按压喉部,更有助于暴露声门。如有黏液,可吸出。

5)右手持气管插管从喉镜右侧经声门插入气管,插入深度可按下述方法掌握:①管前端 2cm左右有一圈黑线,表示进入声门的深度,可在喉镜直视下将管插入声门至黑线处止;②管身有刻度标记,体重 1kg、2kg、3kg 的患儿插入深度至唇分别为 7cm、8cm、9cm。抽出喉镜,拔出导丝用手固定插管,接上复苏囊,进行正压通气。助手用听诊器听诊两侧胸部,如两侧通气声音相等、胸廓起伏一致,心率回升,面色转红,表示插管正确。可用胶布条绕管 1 周,分别贴上下唇固定。如复苏囊通气时不见胸廓起伏,听诊两侧通气音微弱,心率不见回升,面色不见转红,可能插入过浅或误入食管,须做喉镜检查,调整深度或重插,如右侧呼吸音强于左侧,表示插入过深,应稍退出,直至两侧通气音相等。

6)整个操作应轻柔、迅速,避免机械损伤,从插入喉镜到完成插管要求 15 秒内完成。如操作过程中患儿出现发绀、心率减慢,应暂停操作,先用复苏囊面罩加压给氧,直至面色转红、心率回升后再行插管。

7)插管完毕后,用胶布条固定。接上复苏囊和人工呼吸器,即可进行人工辅助通气。

5. **深静脉置管**

(1)适应证:①严重创伤、休克及急性循环衰竭等危重患者的抢救;②需长期输液或静脉药物治疗而周围静脉已无法利用者;③需经深静脉进行全肠外营养治疗者;④监测中心静脉压;⑤血液透析临时管路。

(2)禁忌证:有凝血功能障碍或重症血小板减少者,应在纠正后,再行穿刺。

(3)操作步骤

1)体位:锁骨下静脉穿刺患者取去枕平卧位,头偏向一侧;颈内静脉穿刺患者取平卧,头低15°~20°;股静脉穿刺患者取平卧位。

2)选择穿刺点:锁骨下静脉穿刺点是锁骨中、外1/3交界处,锁骨下方约1cm处;颈内静脉的穿刺点是胸锁乳突肌的胸骨头和锁骨头与锁骨所形成的三角,在三角形的顶点触及颈动脉搏动,在搏动的外侧旁开0.5cm;股静脉的穿刺点是腹股沟韧带中心的内下方1.5~3.0cm,股动脉搏动内侧。

3)消毒、铺巾、局部浸润麻醉。

4)按进针点进行穿刺。

5)穿刺成功后置入导丝,经导丝引导导管。

6)连接输液器输液,固定导管。

附录 5　国家免疫规划疫苗儿童免疫程序表(2021 年版)

国家免疫规划疫苗儿童免疫程序表(2021 年版)见附表 5-1。

附表 5-1　国家免疫规划疫苗儿童免疫程序表(2021 年版)

疫苗种类 名称	缩写	接种年(月)龄														
		出生时	1个月	2个月	3个月	4个月	5个月	6个月	8个月	9个月	18个月	2岁	3岁	4岁	5岁	6岁
乙肝疫苗	HepB	1	2					3								
卡介苗	BCG	1														
脊灰灭活疫苗	IPV			1	2											
脊灰减毒活疫苗	bOPV					1								2		
百白破疫苗	DTaP				1	2	3				4					

续表

疫苗种类		接种年(月)龄															
名称	缩写	出生时	1个月	2个月	3个月	4个月	5个月	6个月	8个月	9个月	18个月	2岁	3岁	4岁	5岁	6岁
白破疫苗	DT															1
麻腮风疫苗	MMR								1		2					
乙脑减毒活疫苗[1]	JE-L								1			2				
乙脑灭活疫苗[1]	JE-I								1,2			3				4
A群流脑多糖疫苗	MPSV-A							1		2						
A群C群流脑多糖疫苗	MPSV-AC												1			2
甲肝减毒活疫苗[2]	HepA-L										1					
甲肝灭活疫苗[2]	HepA-I										1	2				

注:1. 选择乙脑减毒活疫苗接种时,采用2剂次接种程序。选择乙脑灭活疫苗接种时,采用4剂次接种程序;乙脑灭活疫苗第1剂、第2剂间隔7~10天。

2. 选择甲肝减毒活疫苗接种时,采用1剂次接种程序。选择甲肝灭活疫苗接种时,采用2剂次接种程序。

附录 6　常用药物剂量

儿科值班常用药物剂量见附表 6-1~ 附表 6-15。

附表 6-1　抗生素类

药品名称	用法	用量
青霉素钠（钾）	肌内注射静脉滴注	肌内注射:2.5 万 ~5.0 万 U/(kg·d),分 2~4 次给药 静脉滴注:5.0 万 ~20.0 万 U/(kg·d),每 6~8 小时 1 次 重症感染:20.0 万 ~40.0 万 U/(kg·d),每 4~6 小时 1 次
苯唑西林钠	口服、肌内注射、静脉滴注	50~100mg/(kg·d), 分 2~4 次给药, 口服宜空腹
氨苄西林钠	口服、肌内注射、静脉注射或静脉滴注	50~100mg/(kg·d),分 4 次给药严重感染可用 200mg/(kg·d),分 4 次给药
苄星青霉素 G	肌内注射	60 万 ~120 万 U/ 次,每半月或每月 1 次
阿莫西林	口服	40~80mg/(kg·d),分 3~4 次给药
氨苄西林 /舒巴坦	肌内注射、静脉滴注	75~225mg/(kg·d), 通常 150mg/(kg·d),分 3~4 次给药
阿莫西林 /克拉维酸钾	口服、静脉注射、静脉滴注	3 个月 ~12 岁:每次 30mg/kg,每 8 小时 1 次;严重感染每 6 小时 1 次新生儿: 每次 30mg/kg,每 12 小时 1 次,最多每 8 小时 1 次

药品名称	用法	用量
哌拉西林/他唑巴坦	静脉滴注	新生儿:50~100mg/kg,每 8~12 小时 1 次 1 个月~12 岁:90mg/kg,每 6~8 小时 1 次 12 岁以上:2.25~4.5g/次,每 6~8 小时 1 次,常用剂量 4.5g/次,每 8 小时 1 次
头孢氨苄(头孢菌素Ⅳ)	口服	25~50mg/(kg·d),分 3~4 次
头孢唑林钠	肌内注射、静脉滴注、静脉注射	25~50mg/(kg·d),最大 100mg/(kg·d),分 3~4 次
头孢拉定	口服、肌内注射、静脉滴注、静脉注射	50~100mg/(kg·d),重症感染时 300mg/(kg·d),分 4 次给药
头孢克洛	口服	20~40mg/(kg·d),分 3 次给药
头孢呋辛	口服、肌内注射、静脉滴注	30~100mg/(kg·d),通常 60mg/(kg·d),脑膜炎可给予 200~240mg/(kg·d),分 3~4 次给药
头孢孟多	静脉滴注、静脉注射、肌内注射	50~100mg/(kg·d),每 6~8 小时 1 次
头孢噻肟	静脉滴注、静脉注射、肌内注射	50~100mg/(kg·d),分 2~4 次给药 重症感染:150~200mg/(kg·d),分 2~4 次给药 新生儿 25mg/(kg·次),7 天以内每 12 小时 1 次,7~28 天每 8 小时 1 次,早产儿每日剂量不超过 50mg/kg

药品名称	用法	用量
头孢曲松钠	静脉滴注、静脉注射、肌内注射	20~80mg/(kg·d),每日 1 次;脑膜炎 100mg/(kg·d),不超过 4g
头孢克肟	口服	3~6mg/(kg·d),分 2 次口服
头孢他啶钠	肌内注射静脉滴注、静脉注射	30~100mg/(kg·d),最大剂量 150mg/(kg·d),分 2~3 次给药
头孢哌酮钠 / 舒巴坦	静脉滴注、静脉注射	40~80mg/(kg·d),分 2~4 次给药 重症感染:160mg/(kg·d),分 2~4 次给药
头孢美唑	静脉滴注、静脉注射	25~100mg/(kg·d),最大 150mg/(kg·d),分 2~4 次给药
氨曲南	肌内注射、静脉滴注、静脉注射	50~100mg/(kg·d),常用每次 30mg/kg,分 3 次给药
头孢吡肟	肌内注射、静脉滴注或静脉注射	体重 ≥40kg:每次 1~2g,每 12 小时 1 次;重症感染及粒缺发热时,每次 2g,每 8 小时 1 次 体重 <40kg:每次 40mg/kg,每 12 小时 1 次;脑膜炎及粒缺发热时,每次 50mg/kg,每 8 小时 1 次 <2 个月慎用:每次 30mg/kg,每 8~12 小时 1 次
亚胺培南 / 西司他丁	静脉滴注	体重 <40kg:每次 15mg/kg,每 6 小时 1 次,每日总剂量不超过 2g 体重 ≥40kg:500~1 000mg/ 次,每 6~8 小时 1 次,每日总剂量不超过 4g

续表

药品名称	用法	用量
美罗培南	静脉滴注	新生儿:20mg/kg;脑膜炎剂量 40mg/kg,7 天以内每 12 小时 1 次,7 天以上每 8 小时 1 次 12 岁以下或体重 <50kg:10~20mg/kg;脑膜炎剂量 40mg/kg,每 8 小时 1 次 12~18 岁或体重 ≥50kg:500~1 000mg/ 次;脑膜炎剂量 2g,每 8 小时 1 次
红霉素	口服、静脉滴注	20~50mg/(kg·d),分 3~4 次口服(饭前 1 小时) 20~30mg/(kg·d),分 2~4 次静脉滴注(浓度 0.5~1mg/ml)
琥乙红霉素	口服	30~50mg/(kg·d),分 2~4 次给药
环酯红霉素	口服	首剂 30mg/kg,后续每次 15mg/kg,12 小时 1 次
罗红霉素	口服	2.5~5.0mg/kg,分 2 次给药
阿奇霉素	口服	10mg/(kg·d),每日 1 次
克拉霉素	口服	7.5mg/(kg·次),每 12 小时 1 次
庆大霉素	口服、肌内注射、静脉滴注	5~15mg/(kg·d),分 3~4 次口服 5mg/(kg·d),分 2~3 次静脉滴注或肌内注射
阿米卡星	肌内注射、静脉滴注	每次 7.5mg/kg,每 12 小时 1 次
盐酸克林霉素	口服	一般感染:8~16mg/(kg·d),分 3~4 次给药 重症感染:16~20mg/(kg·d),分 3~4 次给药
	肌内注射、静脉注射	一般感染:15~25mg/(kg·d),分 3~4 次给药 重症感染:25~40mg/(kg·d),分 3~4 次给药

续表

药品名称	用法	用量
磷霉素	口服	50~100mg/(kg·d),分 3~4 次给药
	静脉滴注、静脉注射	100~300mg/(kg·d),分 3~4 次给药
盐酸万古霉素	静脉滴注	20~40mg/(kg.d),每 6~12 小时 1 次;新生儿每 8~12 小时 1 次
替考拉宁	肌内注射、静脉注射、静脉滴注	新生儿:首剂 16mg/kg,后每天 8mg/kg
		1 个月以上的儿童:前 3 剂 10mg/(kg·次),最大 400mg,每 12 小时 1 次,后 6~10mg/(kg·次),每天 1 次
利奈唑胺	口服、静脉滴注	7 天以内新生儿:10mg/(kg·次),每 8~12 小时 1 次
		7 天~12 岁:10mg/(kg·次),最大 600mg,每 8 小时 1 次
		12 岁以上:600mg/次,每 8 小时 1 次
磺胺嘧啶	口服、静脉滴注	口服:25~30mg/(kg. 次),每天 2 次,首剂加倍
		静脉:流行性脑脊髓膜炎 100~150mg/(kg·d),分 3~4 次给药
呋喃妥因	口服	5~7mg/(kg·d),分 3~4 次给药
甲硝唑	口服	厌氧菌感染:首剂 15mg/kg,然后每次 7.5mg/kg,每 6~8 小时 1 次

附表 6-2　抗真菌药

药品名称	用法	用量
制霉菌素	口服	<2 岁:10 万 ~20 万 U/ 次,每天 4 次
		>2 岁:25 万 ~50 万 U/ 次,每天 4 次

续表

药品名称	用法	用量
氟康唑	口服、静脉滴注	>1 个月:黏膜感染,3mg/(kg·d);深部感染时,6mg/(kg·d);严重感染时,12mg/(kg·d),均为每天 1 次 2~4 周龄:剂量同前,每 2 天 1 次 <2 周龄:剂量同前,每 3 天 1 次
复方磺胺甲噁唑	口服	50mg/(kg·d),分 2 次
卡泊芬净	静脉滴注	1~3 个月:25mg/m², 每天 1 次 3 个月以上:首剂 70mg/m², 后续每日 50mg/m², 每次不多于 70mg
伏立康唑	口服或静脉滴注	口服:200mg/ 次,每天 2 次 静脉:7mg/(kg·次),每天 2 次

附表 6-3　抗病毒药

药品名称	用法	用量
利巴韦林	口服、肌内注射、静脉滴注	口服:10~15mg/(kg·d),分 3~4 次给药 肌内注射或静脉滴注:10~15mg/(kg·d),分 2 次给药
阿昔洛韦	口服、静脉滴注	口服:10~20mg/(kg·次),每 6 小时 1 次 静脉:5mg/kg,时间为 1 小时,每 8 小时 1 次,连用 7 天
更昔洛韦	静脉滴注	诱导治疗:5mg/kg,每 12 小时 1 次,连用 14~21 天 维持治疗:6mg/(kg·d),1 次 /d,每周 5 天,或 5mg/(kg·d),1 次 /d,连用 7 天
奥司他韦	口服	0~8 个月:每次 3mg/kg,每天 2 次 8~12 个月:每次 3.5mg/kg,每天 2 次 <15kg:每次 30mg。每天 2 次 16~23kg:每次 45mg,每天 2 次 24~40kg:每次 60mg,每天 2 次 >40kg:每次 75mg,每天 2 次

续表

药品名称	用法	用量
玛巴洛沙韦	口服	5 岁以上： <20kg，口服 1 次，2mg/kg 20~80kg，口服 1 次，40mg ≥80kg，口服 1 次，80mg

附表 6-4 呼吸系统用药

药品名称	用法	用量
盐酸溴己新	口服	2~5 岁：每次 4mg，每日 2 次 5~12 岁：每次 4mg，每日 4 次 12~18 岁：每次 8mg，每日 3 次，最大每次 12mg，每日 4 次
盐酸氨溴索	静脉注射、静脉滴注	6~12 岁：15mg/ 次，2~3 次 /d 2~6 岁：7.5mg/ 次，3 次 /d 2 岁以下：7.5mg/ 次，2 次 /d；婴儿呼吸窘迫综合征时，30mg/(kg·d)，分 4 次给药
氨茶碱	口服、静脉注射、静脉滴注	口服：4mg/(kg·d)，分 2~3 次 静脉：每次 2~4mg/kg
盐酸肾上腺素	皮下注射	0.01~0.03mg/kg
盐酸异丙肾上腺素	舌下含服 喷雾吸入	>5 岁：2.5~10mg/ 次，3 次 /d 每次 1~2 喷，2~3 次 /d，重复使用间隔不得少于 2 小时
硫酸特布他林	口服、喷雾吸入 雾化吸入	口服：1.25~2.5mg/ 次，每天 2~3 次 喷雾：<12 岁：每次 1 喷；≥12 岁：每次 2 喷，3~4 次 /d，间隔 4~6 小时，急性发作时可于 5 分钟后重复 1 次 雾化：20kg 以上，每次 5mg，3 次 /d；20kg 以下，每次 2.5mg，4 次 /d

续表

药品名称	用法	用量
硫酸沙丁胺醇	口服、喷雾吸入、雾化吸入、静脉滴注	口服:0.1~0.15mg/(kg·次),2~3 次 /d 喷雾:1~2 喷 / 次,3~4 次 /d 雾化:12 岁以下 2.5mg/ 次,12 岁以上 5mg/ 次,用 2~3ml 生理盐水稀释,每 4~6 小时 1 次 静脉:0.2~0.4mg,加入 10% 葡萄糖注射液 50~100ml,速度为 2~8μg/min
盐酸丙卡特罗	口服	6 岁以下:每次 1μg/kg,1~2 次 /d 6 岁以上:每次 25μg,1~2 次 /d
异丙托溴铵	雾化吸入、喷雾吸入	雾化:7 岁以下:125μg;7 岁以上:250μg,用生理盐水稀释至 2~4ml,3~4 次 /d 喷雾:每次 1 喷,3~4 次 /d
布地奈德	雾化吸入、喷雾吸入	雾化:0.25~2mg/ 次 喷雾:2~7 岁,200~400μg/d,分 2~4 次;7 岁以上,200~800μg/d,分 2~4 次

附表 6-5　消化系统用药

药品名称	用法	用量
胃蛋白酶合剂	口服	2 岁以下,2.5ml/ 次;2 岁以上,3~5ml/ 次,每日 3 次,饭时或饭前口服
磷酸铝凝胶	口服	每次 0.5~1 袋,每日 2~3 次,食管疾病于饭后给药,胃炎、胃溃疡于饭前半小时服用,十二指肠溃疡于饭后 3 小时服用
奥美拉唑	口服、静脉滴注	0.4mg/kg,1 次 /d

续表

药品名称	用法	用量
西咪替丁	口服、肌内注射、静脉滴注	每次 3~5mg/kg,2~4 次 /d,饭后或睡前服,疗程一般为 4~6 周,以后为维持量
		预防溃疡病复发:每次 3~5mg/kg,睡前服,1 次 /d
雷尼替丁	口服	8 岁以上:每次 3~5mg/kg,2~3 次 /d,早晚饭时服;维持量为 3mg/(kg·d)
法莫替丁	口服	0.4mg/(kg·d),2 次 /d
枸橼酸铋剂	静脉滴注 口服	0.4mg/(kg·d),2 次 /d 6~10 岁:每次 1/2 片(包);10 岁以上:每次 2/3 片(包),3~4 次 /d,饭前服
硫酸阿托品	口服、静脉滴注、肌内注射	口服:0.01mg/(kg·次),极量 0.3mg 抗休克静脉注射:0.01mg/kg,最大量 0.03~0.05mg/kg
颠茄合剂	口服	0.2~0.6mg/(kg·d),3 次 /d;极量为 1mg/kg,3mg/(kg·d)
氢溴酸山莨菪碱	口服、静脉注射、肌内注射	口服:每次 0.1~0.2mg/kg,3 次 /d 静脉注射或肌内注射:0.5~1.0mg/(kg·次),必要时 15~30 分钟重复 1 次
多潘立酮	口服	0.3mg/kg,3~4 次 /d,饭前 5~30 分钟服用
盐酸昂丹司琼	口服、静脉滴注	化疗相关呕吐:5mg/m^2 或 0.15mg/kg,化疗前 1~2 小时 1 次,每 8 小时 1 次 手术等相关呕吐:每次 0.1mg/kg
西沙必利	口服	每次 0.1~0.3mg/kg,3~4 次 /d,饭前服
蒙脱石散	口服	1 岁以下:每次 1/3 袋,3 次 /d 1~2 岁:每次 1/2 袋,3 次 /d 2 岁以上:每次 1 袋,2~3 次 /d

续表

药品名称	用法	用量
活性炭	口服	0.3~0.6g/ 次,3 次 /d
硫酸镁	口服	0.15~0.25g/kg 或 1g/(岁·次),每日 1 次,服后饮水 300~500ml,最大量 5g
双歧杆菌三联活菌散	口服	<1 岁:每次 1/2 袋,2~3 次 /d 1~5 岁:每次 1 袋,2~3 次 /d 6 岁以上:每次 2 袋,2~3 次 /d
盐酸精氨酸	静脉滴注	0.2~0.4g/kg,以 5%~10% 葡萄糖溶液稀释后静脉滴注 4 小时以上

附表 6-6　循环系统用药

药品名称	用法	用量
地高辛	口服、静脉滴注	洋地黄化总量:早产儿为 10~20μg/kg,足月新生儿 20~30μg/kg,婴幼儿 30~40μg/kg,年长儿 25~30μg/kg;静脉注射用量为上述量的 3/4 维持量:总量的 1/5~1/4,分 2 次
毛花苷 C	静脉滴注	洋地黄化总量:<2 岁,0.03~0.04mg/kg;>2 岁,0.02~0.03mg/kg
盐酸多巴胺	静脉滴注	0.5~20.0μg/(kg·min) 连续静脉滴注,依据临床需要调节剂量
盐酸多巴酚丁胺	静脉滴注	2~20μg/(kg·min),从小剂量开始
盐酸肾上腺素	皮下注射、静脉滴注、静脉注射、气管内滴入	皮下注射:0.02~0.03mg/kg 静脉:心脏停搏或心动过缓:首剂 0.01mg/kg,然后 0.1mg/kg,每 3~5 分钟 1 次,直至心搏恢复。静脉维持量 0.1~1.0μg/(kg·min) 气管内滴入:0.1mg/kg,每 3~5 分钟 1 次,直至心搏恢复

药品名称	用法	用量
盐酸异丙肾上腺素	静脉滴注	0.1~1.0μg/(kg·min)持续静脉滴注,从小剂量开始
重酒石酸去甲肾上腺素	静脉滴注	0.1~0.5μg/(kg·min)持续静脉滴注
米力农	静脉滴注	首次剂量为50μg/kg,10分钟内给予,以后持续静脉滴注,剂量为0.25~1μg/(kg·min)
硫酸奎尼丁	口服、静脉滴注	口服:试用剂量为2mg/kg,2小时后无不良反应改为6mg/kg,4~5次/d,维持量减半 静脉注射:2mg/kg,以5%葡萄糖溶液稀释后缓慢静脉注射
盐酸普鲁卡因胺	口服、肌内注射、静脉滴注	口服:每次10~15mg/kg,每6小时1次、肌内注射:每次5~8mg/kg,每8小时1次 静脉滴注:1.4mg/kg,用5%葡萄糖溶液稀释成1%,以0.5~1.0mg/(kg·min)的速度滴入
盐酸利多卡因	静脉注射	1~2mg/kg加入5%~10%葡萄糖溶液10ml中,必要时10~20分钟后可重复1次,有效后以0.02~0.05mg/(kg·min)静脉滴注维持,总量不超过5mg/kg
盐酸美西律	口服、静脉注射	口服:每次3~5mg/kg,3~4次/d 静脉注射:2~3mg/kg加5%葡萄糖溶液适量,缓慢静脉注射
普罗帕酮	口服、静脉注射	口服:每次1~6mg/kg,3~4次/d,见效后减半量维持 静脉:1~2mg/kg加入葡萄糖溶液10~20ml,5~10分钟缓慢静脉注射

续表

药品名称	用法	用量
普萘洛尔	口服、静脉滴注、静脉注射	口服:每次 0.5~1.0mg/kg,3 次 /d 静脉:0.05~0.10mg/kg,不超过 3mg/次,滴速 0.5~1.0mg/min
盐酸胺碘酮	口服、静脉滴注	口服:7.5~15.0mg/(kg·d),分 3 次口服,1 周后可减半量维持 静脉:单次 5mg/kg,维持量 5~15μg/(kg.min)
盐酸维拉帕米	口服、静脉滴注	口服:每次 1~2mg/kg,2~3 次 /d 静脉:<1 岁,0.75~2.00mg/ 次;1~5 岁,2~3mg/ 次;6 岁以上,2.5~5.0mg/ 次,以 10% 葡萄糖溶液稀释成 1mg/2ml,以 <1mg/min 的速度缓慢滴注
三磷酸腺苷	静脉注射	首次 0.05~0.10mg/kg 快速静脉推注,30 秒内如不能终止心动过速,第 2 次可用 0.2mg/kg
硝苯地平	口服、舌下含服	每次 0.1~0.2mg/kg,3 次 /d,全天最大量 3mg/kg(30mg)
硝普钠	静脉滴注	从 0.2μg/(kg·min) 开始,以后每 5 分钟增加 0.1~0.2μg/kg 至产生疗效
卡托普利	口服	1~6mg/(kg·d),3 次 /d,从小剂量 0.3mg/kg 开始,逐渐增加剂量

附表 6-7 血液系统用药

药品名称	用法	用量
硫酸亚铁	口服	治疗:婴儿 7~10mg/kg,3 次 /d;儿童 0.1~0.3g/ 次,3 次 /d 预防:剂量减半

续表

药品名称	用法	用量
葡萄糖酸亚铁	口服	治疗：10mg/kg，3 次 /d 预防：10~15mg/（kg·d）
叶酸	口服、肌内注射	口服：5mg/ 次，3 次 /d 肌内注射：15mg/ 次，1 次 /d
维生素 B_{12}	肌内注射	0.05~0.10mg/ 次，2~3 次 / 周
维生素 E	口服、肌内注射	口服：5mg/ 次，3 次 /d 肌内注射：5~10mg/ 次，1/d
红细胞生成素	皮下注射、静脉注射	开始剂量 50~150U/kg，3 次 / 周，以后根据疗效确定，必要时每周增加 25U/kg，最大量为 200U/（kg·次），3 次 / 周
垂体后叶加压素	静脉注射	0.3~0.5µg/kg，每 12 小时 1 次，疗程 2~5 天
酚磺乙胺	口服、肌内注射或静脉注射	口服：每次 10~15mg/kg，2~3 次 /d 肌内注射或静脉注射：每次 5~10mg/kg，1~2 次 /d
凝血酶	外用、口服	局部止血：用干粉或灭菌生理盐水溶成 50~1 000U/ml，喷于创面 消化道止血：以 50~500U/ml 口服或灌注，每次用量 2 000~20 000U，每 1~6 小时 1 次
维生素 K_1	静脉滴注、肌内注射	5~10mg/ 次，1~2 次 /d；新生儿 0.5~1.0mg/ 次
维生素 K_3	肌内注射、口服	肌内注射：4mg/ 次，1~2 次 /d 口服：2~4mg/ 次，3 次 /d
凝血酶原复合物	静脉滴注	首次 200~400U/d，而后 200U/d 加 5% 葡萄糖溶液 50~100ml，30 分钟内滴完

续表

药品名称	用法	用量
氨甲苯酸	口服、静脉滴注	口服:0.10~0.25g/次,2~3次/d 静脉:0.05~0.10g/次,2~3次/d,极量0.3g/d
6-氨基己酸	口服、静脉滴注	口服:100mg/kg,最大极量<2g/d,3~4次/d 静脉:80~120mg/kg,溶于50~100ml生理盐水或葡萄糖溶液中,15~30分钟,每4~6小时1次,维持量酌情减少
硫酸鱼精蛋白	静脉滴注	抗肝素过量:5~8mg/(kg·d),分2次,每次不超过25mg,间隔6小时,连用不超过3天
肝素	静脉滴注	100U/kg溶于葡萄糖溶液或生理盐水中,4小时缓慢滴入
华法林钠	口服	首日0.1~0.4mg/kg,根据凝血酶原时间调整剂量或用维持量
双嘧达莫	口服、肌内注射	每次0.5~2mg/kg,每日2~3次
尿激酶	静脉注射、静脉滴注	静脉:0.02万~0.04万U/kg,1~2次/d,2~3日后改为每日1次,维持7~10日
重组人粒细胞集落刺激因子	皮下注射、静脉滴注	再生障碍性贫血:3μg/kg,1次/d 癌症化疗的白细胞减少:5~10μg/kg,1次/d 骨髓移植:300μg/m^2,1次/d

附表 6-8　泌尿系统疾病用药

药品名称	用法	用量
氢氯噻嗪	口服	0.5~1.0mg/kg,2 次 /d,最大剂量 2mg/kg
呋塞米	口服、静脉注射、肌内注射	每次 1~2mg/kg,最大量不超过 5mg/(kg·次)
螺内酯	口服	起始剂量 1~3mg/(kg·d),分 1~4 次服用,最大剂量每日 9mg/kg

附表 6-9　中枢神经系统用药

药品名称	用法	用量
苯巴比妥	口服、肌内注射	镇静、抗癫痫:每次 1~2mg/kg,3 次 /d 新生儿高胆红素血症:1.5~2.5mg/kg,3 次 /d 抗惊厥:5~10mg/kg,必要时 4 小时可重复
水合氯醛	灌肠	抗惊厥:每次 40~60mg/kg,通常不超过 1g
地西泮	口服、静脉注射	口服每次 0.1mg/kg,每日 3 次,幼儿不超过 5mg,5 岁以上不超过 10mg 静脉抗癫痫和惊厥:0.1~0.3mg/kg,5 岁以内最大 5mg,5 岁以上最大 10mg,必要时 15~30 分钟可重复 1 次
咪达唑仑	静脉注射或肌内注射	0.15~0.2mg/kg,维持量 1~5μg/(kg·min)
氯硝西泮	口服	开始 0.01~0.05mg/(kg·d),以后每 3 天增加 0.25~0.50mg,维持量为 0.1~0.2mg/(kg·d),分 2~3 次
苯妥英钠	口服、静脉注射、肌内注射	口服:30kg 以下者,5~8mg/(kg·d),分 2~3 次;>30kg,50~100mg/ 次 2~3 次 /d 肌内注射:3~5mg/(kg·次)

药品名称	用法	用量
卡马西平	口服	5~20mg/(kg·d),分 3 次
丙戊酸钠	口服、静脉滴注	口服:15mg/(kg·d)起始,逐渐增加至 20~40mg/(kg·d),分 3 次服,用缓释片 1 次/d 静脉止惊:首剂 20~40mg/kg 静脉推注,最大剂量 3g;之后以 5mg/(kg·h)维持
左乙拉西坦	口服、静脉注射	口服: 1~6 个月:7mg/(kg·次)起始,每日 2 次,最大 21mg/(kg·次) 6 月~12 岁(体重 ≤50kg):5~10mg/(kg·次)起始,每日 2 次,目标剂量 10~20mg/(kg·次),最大 30mg/(kg·次) 12~18 岁或体重>50kg:250mg/次,每日 2 次,每 2 周逐渐增加到 500mg/次,最大量 1 500mg/次 静脉止惊:60mg/kg,最大剂量为 4.5g/次
盐酸吗啡	皮下注射	0.1~0.2mg/kg,必要时 4 小时重复 1 次,极量 10mg/次
盐酸哌替啶	口服、肌内注射、静脉滴注	每次 0.5~1mg/kg,3 次/d
磷酸可待因	口服	镇痛:1mg/kg,3 次/(kg·d),分 6 次 止咳:1.0~1.5mg/(kg·d),分 3~4 次
芬太尼	肌内注射、静脉注射	1~2μg/(kg·次),每日 2~4 次
甘露醇	静脉滴注、静脉注射	1~2mg/kg,体弱者 0.5mg/kg,30~60 分钟滴入,每 6~8 小时重复 1 次;静脉注射 0.5~1.0mg/kg,于 5~15 分钟注射完
曲马多	口服、肌内注射、静脉注射	口服:1mg/(kg·次) 肌内注射、静脉注射:1~2mg/(kg·次)

附表 6-10 解热镇痛药

药品名称	用法	用量
对乙酰氨基酚	口服	10~15mg/kg,3~4 次/d
阿司匹林	口服	解热:5~10mg/kg,必要时 4~6 次/d 抗风湿:80~100mg/(kg·d),分 3~4 次服,好转后减量 川崎病:30~50mg/(kg·d),热退后减为 3~5mg/(kg·d),持续 1~3 个月
吲哚美辛	口服	0.5~1.0mg/kg,饭后服,3 次/d 新生儿动脉导管未闭:0.1~0.3mg/kg,每 8 小时 1 次,一般 2~3 次
布洛芬	口服	20~40mg/(kg·d),分 4 次口服
萘普生	口服、静脉注射	5mg/kg,1~2 次/d

附表 6-11 内分泌系统药物

药品名称	用法	用量
醋酸氢化可的松	口服、静脉滴注	口服:2~4mg/(kg·d),分 3~4 次;危重者,4~8mg/(kg·d),分 3~4 次 静脉:4~8mg/(kg·d),分 2~4 次
干甲状腺粉	口服	<1 岁,6~10mg/d;1~2 岁,15~30mg/d;2 岁以上,20~80mg/d,分 3 次口服。维持量为症状好转而无过量表现时的剂量
丙硫氧嘧啶	口服	2mg/kg,3 次/d。维持:<6 岁,5mg/次,2 次/d;6 岁以上,25mg/次,2 次/d
甲巯咪唑	口服	0.4mg/(kg·d),分 3 次口服;维持量:0.2mg/(kg·d)
生长激素	肌内注射	垂体性侏儒:每周 0.5U/kg,分 2~3 次

附表 6-12　免疫系统药物

药品名称	用法	用量
醋酸泼尼松	口服	系统性红斑狼疮:诱导缓解 1.5~2.0mg/(kg·d)(≤60mg/d),据病情轻重可维持 3~8 周,后逐渐减量
		肾病综合征:2mg/(kg·d)(≤60mg/d),先分次口服,尿蛋白转阴后改为晨起顿服,共 4~6 周,后隔日晨起顿服,维持 4~6 周,然后逐渐减量,总疗程 9~12 个月
		过敏性紫癜肾(Ⅱb 级及以上):1.5~2.0mg/(kg·d)(≤60mg/d),口服 4 周,后于 4 周内渐过渡为隔日服用,后渐减量
甲泼尼龙琥珀酸钠	静脉注射	冲击应用:15~30mg/(kg·次)(≤1g/次),连用 3 天为 1 个疗程,每周 1 个疗程,可连用 2~3 个疗程,间隔期和冲击结束后口服足量泼尼松
氢化可的松琥珀酸钠	静脉滴注	过敏性紫癜腹痛:5~10mg/(kg·次),根据病情可间隔 4~8 小时重复使用
静脉注射免疫球蛋白(IVIG)	静脉滴注	替代治疗:每 3~4 周输注 1 次,每次 0.4~0.6g/kg,维持 5~6g/L 以上的 IgG 谷浓度
		川崎病:诊断后尽快(起病 10 天内)予以单剂 2g/kg,10 天后若仍有持续发热,或伴全身炎症(炎症指标升高)的冠脉异常,可酌情予以单剂 2g/kg;IVIG 耐药者,即在单次注射 2g/kg IVIG 48 小时后仍有发热和/或持续炎症或临床症状,可酌情予以第 2 剂 IVIG
羟氯喹	口服	4~6mg/(kg·d),≤0.4g/d(0.2g/次,2 次/d)

续表

药品名称	用法	用量
吗替麦考酚酯	口服	20~40mg/(kg·d),分 2 次服用
环孢素	口服	4~6mg/(kg·d),每 12 小时 1 次;注意监测药物浓度和血肌酐水平。服用 1 周后和必要时检测血药浓度,有效血浓度维持在 120~200μg/L。血肌酐较服药前升高超 30%,应考虑减量
他克莫司	口服	0.10~0.15mg/(kg·d),维持血药浓度在 5~15ng/ml
环磷酰胺	静脉滴注	8~12mg/(kg·d),连续应用 2 天为 1 个疗程,间隔 2 周使用 1 次,共 6~9 个疗程,累积量 ≤150mg/kg
沙利度胺	口服	每晚 12.5~50.0mg,根据年龄和嗜睡、头晕等副作用调整剂量
硫唑嘌呤	口服	1~2mg/(kg·d)
来氟米特	口服	<20kg:每日 5mg,一次服用 20~40kg:每日 10mg,一次服用 >40kg:每日 20mg,一次服用
柳氮磺吡啶	口服	幼年型特发性关节炎:30~50mg/(kg·d),分 2 次口服,≤2g/d
甲氨蝶呤	口服	幼年型特发性关节炎:10~15mg/m², 每周 1 次顿服 幼年皮肌炎:15~20mg/m²,每周 1 次顿服 次日加叶酸 5mg 顿服以预防不良反应
雷公藤	口服	1mg/(kg·d),分 3 次服用
秋水仙碱	口服	家族性地中海热:<5 岁, ≤0.5mg/d;5~10 岁,0.5~1.0mg/d;>10 岁,1.0~1.5mg/d。极量 ≤2.0mg/d

续表

药品名称	用法	用量
重组人Ⅱ型肿瘤坏死因子受体抗体融合蛋白	皮下注射	每周 0.8mg/kg
英夫利西单抗	静脉输注	幼年型特发性关节炎:3~5mg/(kg·次),分别在第 0 周、第 2 周、第 6 周各输注 1 次后,每 6~8 周 1 次。中重度克罗恩病、瘘管性克罗恩病:5mg/(kg·次),分别在第 0 周、第 2 周、第 6 周各输注 1 次后,每 8 周 1 次
阿达木单抗	皮下注射	幼年型特发性关节炎:10~<15kg,10mg,每 2 周 1 次;15~<30kg,20mg,每 2 周 1 次;≥30kg,40mg,每 2 周 1 次
托珠单抗	静脉输注	全身型幼年型特发性关节炎:<30kg,12mg/(kg·次),每 2~4 周 1 次;≥30kg,8mg/(kg·次),每 2~4 周 1 次
利妥昔单抗	静脉滴注	375mg/(m²·次),每周 1 次,连用 4 次

附表 6-13　抗变态反应药

药品名称	用法	用量
西替利嗪	口服	2~6 岁:每日 5mg,分 1~2 次 6 岁以上:每日 10mg,分 1~2 次
氯雷他定	口服	体重≤30kg:5mg/ 次,每日 1 次 体重>30kg:10mg/ 次,每日 1 次
氯苯那敏	口服	0.35mg/(kg·d),分 3~4 次
苯海拉明	口服、静脉注射	2~4mg/(kg·d),分 3~4 次

药品名称	用法	用量
异丙嗪	口服、肌内注射、静脉滴注	0.5~1.0mg/kg,3 次 /d

附表 6-14　维生素类药物

药品名称	用法	用量
维生素 A	口服	口服预防:婴儿,1 000~2 000U/d;儿童,2 000~3 000U/d
	肌内注射	25 000~50 000U/d
维生素 D_2	口服	预防:400U/d 治疗:10 000~20 000U/d
维生素 D_3	肌内注射	15 万 ~30 万 U/ 次, 每 2~4 周 1 次,连用 2 次
维生素 B_1	口服	预防量:5~10mg/d; 治疗量:15~30mg/d,3 次 /d
	肌内注射、皮下注射	25~50mg/ 次,1~2 次 /d
维生素 B_2	口服	预防:2mg/d; 治疗:10mg/d,均为3 次 /d
	肌内注射	2.5~5.0mg/ 次,1 次 /d
维生素 B_6	口服	5~10mg/ 次,3 次 /d
	肌内注射	12.5~50.0mg/ 次,1 次 /d
维生素 C	口服	50~100mg/ 次,3 次 /d;预防:50~100mg/d
	肌内注射	50~100mg/ 次,1~2 次 /d
	静脉注射,静脉滴注	200~400mg/ 次,1 次 /d;心肌炎:2~4g/ 次,1 次 /d
芦丁	口服	10~20mg/ 次,3 次 /d

附表 6-15　解毒药

药品名称	用法	用量
阿托品	静脉注射、皮下注射	严重中毒:首次剂量 0.05~0.1mg/kg 静脉注射,以后 0.05mg/kg,5~10 分钟 1 次,至瞳孔放大、肺水肿消退,改为 0.02~0.03mg/kg 皮下注射,15~30 分钟 1 次,至意识恢复改为 0.01~0.02mg/kg,30~60 分钟 1 次 中度中毒:0.03~0.05mg/kg,15~30 分钟 1 次,皮下注射,减量指征同上 轻度中毒:0.02~0.0 3mg/kg,口服或皮下注射,必要时重复
解磷定	静脉滴注	轻度中毒:15mg/kg,用葡萄糖溶液稀释后静脉滴注或缓慢静脉注射,必要时 2~4 小时重复 1 次 中度和重度中毒:20~30mg/kg
氯解磷定	静脉注射、静脉滴注	15~30mg/kg
亚甲蓝	静脉注射	氰化物中毒:10~15mg/kg,稀释成 1% 溶液缓慢注射,每 30~60 分钟 1 次 亚硝酸盐中毒:1~2mg/kg,1~2 小时后若症状不消失,可重复 1 次

（钟林庆）

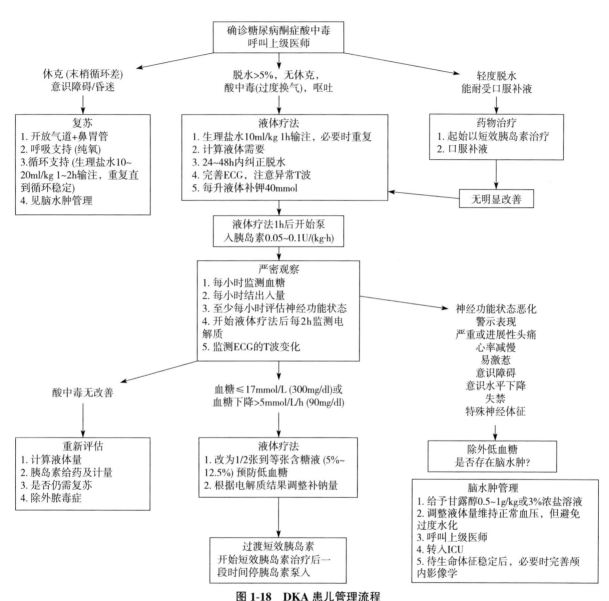

图 1-18 DKA 患儿管理流程

ECG. 心电图；ICU. 重症监护室。

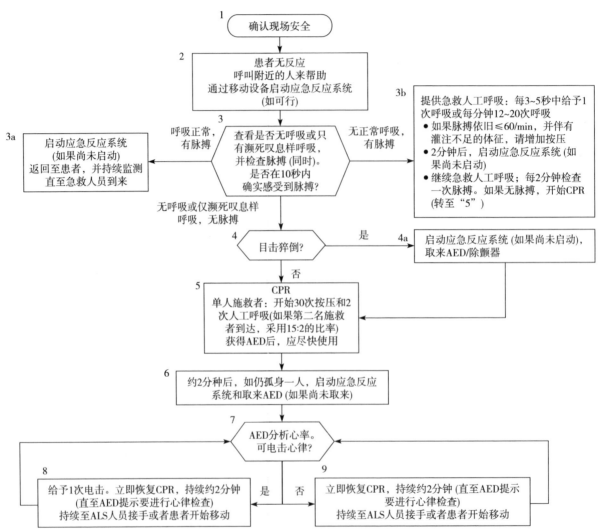

附图 3-1　单人 BLS 施救儿童心搏骤停流程图

AED. 自动体外除颤器；CPR. 心肺复苏；ALS. 高级生命支持。灌注不足的体征包括肢体发凉、反应变慢、脉搏变弱、肤色苍白、皮肤花纹（斑驳皮肤外观）、发绀等。

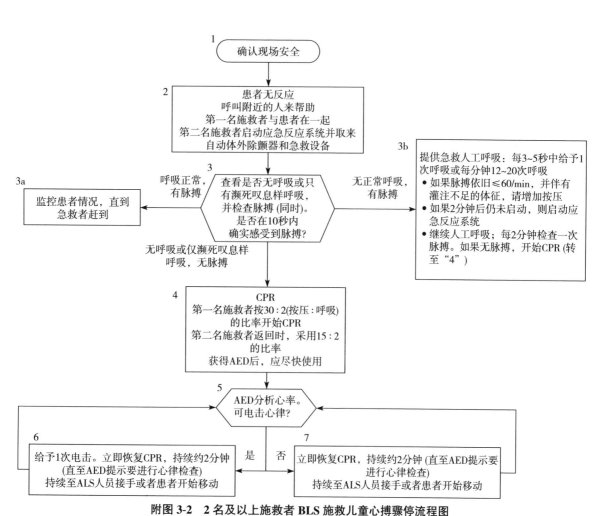

附图 3-2　2 名及以上施救者 BLS 施救儿童心搏骤停流程图
AED. 自动体外除颤器；CPR. 心肺复苏；ALS. 高级生命支持。